I0048835

MAESTRO DE LA AUTODISCIPLINA

DESCUBRE LOS SECRETOS DEL ESTOICISMO Y LA
TCC PARA SUPERAR EL MIEDO Y LA ANSIEDAD, LA
DEPRESIÓN Y LOS PENSAMIENTOS NEGATIVOS.
APRENDE CÓMO CONSTRUIR HÁBITOS DE ÉXITO
PARA TRIUNFAR EN LA VIDA Y LOS NEGOCIOS

MANUEL DEL POZO

Copyright 2019 - Todos los derechos reservados.

El contenido de este libro no puede reproducirse, duplicarse o transmitirse sin el permiso directo por escrito del autor o el editor.

Bajo ninguna circunstancia se atribuirá culpabilidad ni se responsabilizará legalmente al editor ni al autor de ningún daño, reparación o pérdida monetaria debido a la información contenida en este libro. Ya sea directa o indirectamente

Aviso Legal:

Este libro está protegido por los derechos de autor. Este libro es únicamente para uso personal. No se podrá enmendar, distribuir, vender, usar, mencionar o parafrasear cualquier parte o contenido de este libro, sin el consentimiento del autor o editorial.

Aviso de exención de responsabilidad:

Favor de notar que la información contenida en este documento es solo para fines educativos y de entretenimiento. Todo el esfuerzo fue hecho para presentar información precisa, actualizada y completa. Ningún tipo de garantía viene declarada o implícita. Los lectores reconocen que el autor no está comprometido en presentar consejos legales, de tipo financieros, médicos, ni profesionales. El contenido de este libro ha sido obtenido de diversas fuentes. Favor de consultar a un profesional antes de intentar realizar cualquiera de las técnicas descritas en este libro.

Al leer este documento, el lector acepta que bajo ninguna circunstancia el autor es responsable de las pérdidas, directas o indirectas, que ocurran como resultado del uso de la información contenida en este documento, incluidos, entre otros, - errores, omisiones o inexactitudes.

ÍNDICE

AUTODISCIPLINA SIN ESFUERZO

ESTOICISMO Y DUREZA MENTAL

TERAPIA COGNITIVA DEL COMPORTAMIENTO

AUTODISCIPLINA SIN ESFUERZO

APROVECHA EL PODER DE LA MENTE SUBCONSCIENTE. DESCUBRE LAS TÉCNICAS SECRETAS PARA SUPERAR LA POSTERGACIÓN, ALCANZAR TUS OBJETIVOS, Y CONSTRUIR HÁBITOS DE ÉXITO PARA TRIUNFAR EN LA VIDA, Y EN LOS NEGOCIOS

INTRODUCCIÓN

La autodisciplina se construye día a día con la constancia. Tener autodisciplina requiere de fuerza de voluntad y responsabilidad consigo mismo para lograrla.

Ser autodisciplinado es aplicar las acciones necesarias, para lograr los objetivos; es mejorar los hábitos de vida; es incluir nuevas responsabilidades y cumplirlas, sabiendo que al hacerlas dejarán un resultado positivo.

Cuando no se tiene la costumbre de ser autodisciplinado, puede ser un poco difícil empezar, para ello es que se preparó este trabajo donde en diez capítulos se divide todo lo esencial que requiere hacerse autodisciplinado y aplicarlo día a día con herramientas que están dentro de cada uno y servirán para lograr lo que proponga.

Para ello se requiere tener mentalidad positiva. La negatividad tiene que quedarse afuera, esa mala energía no provoca nada saludable, al contrario, arruina los sueños.

Pero adoptar una conducta positiva permite que todos los esfuerzos y la perseverancia sean más fáciles de llevar, incluso se puede disfrutar del camino.

La autodisciplina, exige que se aprenda a tener los propósitos hechos con planes de acción y no por impulso, ser impulsivo no deja nada bueno, porque se pueden tomar decisiones que no sean del todo beneficiosas para los objetivos.

Sabiendo que se es autodisciplinado, se pueden plantear objetivos realistas que puedan ser alcanzados, de acuerdo a la capacidad de cada uno. Hechos con la mente enfocada y teniendo la claridad de lo que se quiere alcanzar.

No todo es emprender objetivos para alcanzar el éxito, la abundancia o la independencia. Los objetivos van en el cuerpo, por eso la autodisciplina recomienda cuidarse, incluyendo el deporte en las metas del día, así como el control de los vicios y la alimentación inadecuada.

Ser autodisciplinado es una forma de mejorar todo el entorno de cada uno, y aprender a serlo en el día a día es fácil, a continuación se narrará cómo hacerlo.

1

¿QUÉ ES LA AUTODISCIPLINA?
FUNDAMENTOS BÁSICOS

*L*a autodisciplina son todas las acciones que se comprenden conscientemente para buscar alcanzar los objetivos. Tiene mucha relación con el correcto uso de la fuerza de voluntad.

Son esas acciones que se hacen a diario y se van forjando con el paso de los días, solo con la finalidad de lograr alcanzar los propósitos personales.

Tener autodisciplina, es necesario para lograr las metas. Cuando se tiene disciplina personal hay un esfuerzo constante por mejorar.

Siempre que se tenga un esfuerzo adicional que se encamine a una meta determinada, se está poniendo en marcha la autodisciplina.

La autodisciplina, también exige que se analice la efectividad de las estrategias que se están aplicando, para determinar su efectividad y hacer ajustes si ser necesario.

Tener autodisciplina es clave para el desarrollo

Se deben adoptar disciplinas de acuerdo a la exigencia en una determinada labor, así como cuando se es empleado, se tiene la consciencia de que se entra a determinada hora; hay tantos minutos para comer y descansar; se sale a tal hora y toda una serie de normas que se deben cumplir.

Es parte de una disciplina que sirve para formarse y avanzar a la autorrealización. Pero la autodisciplina va más allá, se establecen metas que solo evalúa la persona que la pone en práctica.

Es como aprender otro idioma, estudiar un tema nuevo, hacer un magister, perder peso, hacer ejercicio, leer más, si no se hace de verdad, entonces será un autoengaño.

Por eso se define como autodisciplina, es la disciplina que tiene cada individuo para cumplir sus propias metas.

Los beneficios de tener autodisciplina

Una persona que no tiene disciplina, pierde muchas posibilidades de alcanzar el éxito y crecer como individuo.

No importa la inteligencia que se pueda tener, ni las capacidades, cuando no hay un orden entonces va a ser muy difícil alcanzar los objetivos, asimismo el evadir responsabilidades no es una opción viable para alcanzar las metas.

Estos son los beneficios de tener autodisciplina:

Es un hábito fácil de mantener

Cuando se crea la costumbre de la autodisciplina en cualquier actividad, el hacer algo de manera continua va formando hábitos marcados en la vida.

El inicio es lo más difícil porque se está creando la adaptación interna. En especial, cuando la persona ha estado aferrada a comportamientos erráticos, sin planificación de agendas. Pero con la perseverancia constante se empieza a desarrollar

Cuando se van completando tareas sin fallar, se llega un momento en el que el cambio va a ser evidente.

Cuando se llega a la altura de las grandes exigencias se pueden tener mayores oportunidades.

Se cree en los proyectos propios

Es fácil creer en los proyectos ajenos, pero no es tan fácil creer en los propios.

Lograrlo exige esperanza, optimismo y ganas de triunfar.

Creer en los proyectos y los objetivos ya es la mitad del camino recorrido, es manifestar la fuerza de la inteligencia propia.

Con las tecnologías actuales la organización es fácil de hacer, con aplicaciones, desde el teléfono móvil se pueden controlar, son programas donde se colocan los compromisos y propósitos.

Hay herramientas que ayudan a enfrentar al negativismo y esas dudas que aparecen cuando se trabaja en las aspiraciones, Estas herramientas se basan en afirmaciones que ayudan a aumentar la autodisciplina y que se tenga confianza en lo que se hace.

Forma carácter de ganador

Los ganadores en cualquier área de la vida poseen una actitud de hierro, son capaces de enfrentar las dificultades con carácter y jamás pierden de vista lo que quieren conseguir.

Es algo que se puede alcanzar con autodisciplina, es aprender a exigirse a sí mismo y no tenerle miedo a los obstáculos, siempre estar abierto a asumir más responsabilidades de acuerdo al crecimiento personal, es así que se forja el carácter de un ganador.

Aumenta la motivación

Es estar motivado así hayan obstáculos.

En el desarrollo de las metas se consiguen trabas que hay que sortear, esto puede reducir la motivación, y hacer que se termine desistiendo de los sueños.

Pero esto se puede superar con la autodisciplina, cuando se concentra en metas, así el ánimo no sea el mejor en ese momento. Al final se llega a un punto en el que la mente se alinea y aparece de nuevo la motivación.

El desarrollo emocional necesita entre sus ingredientes de la autodisciplina. Hacer el trabajo con constancia todo el tiempo, deja como resultado concentración en lo que se hace y se olvidan los problemas.

Marca la diferencia

Cada quien escoge lo que quiere para su vida.

Alguien con autodisciplina puede detenerse un momento a analizar las personas con y sin disciplina, para descubrir pronto que la disciplina ha jugado un rol importante en sus vidas.

No importa el éxito que se tome en cuenta en estas personas, uno de los ingredientes principales que usó fue la autodisciplina.

Todos los deseos requieren de ajustes en la vida para poderlos hacer, necesitan acciones que encaminen en la ruta a la autodisciplina.

Se ponen los pies en la tierra

Hay personas que viven en mundos de fantasía, donde esperan magia para poder lograr sus objetivos, pero no hay una disposición en sus acciones para que se empiecen a materializar.

Estas personas ven el tiempo irse como arena entre sus manos y al final terminan resentidos por no haber logrado nada con sus vidas, no reconocen que lo que necesitan es autodisciplina para lograr los objetivos.

La autodisciplina pone los pies en la tierra, esto quiere decir que se tiene consciencia de las tareas que se van a hacer y se puede medir la efectividad constantemente.

La autodisciplina lleva a los resultados que se desean.

Ayuda a superar problemas complejos

En la vida hay problemas que son inevitables y toca confrontarlos, especialmente cuando se buscan los propósitos grandes.

Hay que tener consciencia de que esto es algo normal, es parte del crecimiento y antes de caer en una depresión por el obstáculo, toca enfrentarlo y superarlo.

Al tomar este camino de ser disciplinado, las respuestas comienzan a salir a la luz y las soluciones son viables y hasta fáciles.

2

EL PODER DE LA MENTALIDAD POSITIVA

*L*a mentalidad positiva es una cualidad de las personas triunfadoras. Una persona que tiene pensamientos positivos podrá enfrentar todos los obstáculos que puedan presentarse, lo hace con valentía, sabiduría y determinación, todo con tal de lograr metas que logren la autorrealización.

¿Qué es tener una mente positiva?

La mente positiva es creer en sí mismo, sabiendo que se pueden lograr las metas que se propongan, es tener una visión positiva del mundo, concentrarse en las cosas buenas y aprovechar las oportunidades que se presentan en el entorno todo el tiempo.

Eliminar la mentalidad negativa e instaurar una mente positiva

Estos son unos consejos vitales para liberarse de la mentalidad negativa:

Expresar gratitud

Esta es una de las formas más fáciles de incrementar la positividad. Expresar gratitud libera inmediatamente cualquier negatividad que se tenga.

La gratitud pone de forma instantánea en contacto con el sentimiento del amor, donde hay amor lo negativo desaparece.

La mejor manera de implementar la gratitud es expresarla tras cada amanecer, es un saludo al sol, a la vida, a las aves que trinan en el cielo.

Cada mañana se pueden expresar diez agradecimientos. La lista se puede hacer en voz alta o decirlas en la mente, son agradecimientos que tienen que venir desde el corazón. Quien lo haga puede cerrar los ojos mientras pronuncia los dice con la voz pausada.

La generosidad

En muchas ocasiones, los pensamientos negativos se

generan por enfocarse precisamente en los aspectos malos que se perciben en la vida.

Eso se puede cambiar cuando se es generoso con los demás. Un primer paso es compartir habilidades con otros, dar consejos cuando alguien los pida,

Los gestos más pequeños y los pensamientos compartidos causan un cambio masivo en las personas.

Controlar la respiración

Las personas que tienen la habilidad para controlar la respiración, tienen el poder para controlar su vida. Esto no es difícil de imaginar, en las ocasiones donde se pierde el control, el patrón de respiración se altera, cuando hay enojo la respiración es más corta y rápida.

Es por eso que controlar la respiración ayuda a controlar también las emociones negativas.

Se puede hacer en un espacio silencioso o en una sesión de meditación, es concentrarse en los movimientos de la respiración, la manera en la que entra y sale el aire del pecho, que sea lento, con armonía y que con cada respiración, comience a generar paz.

Se puede hacer inhalando por la nariz, sintiendo el

aire entrando al cuerpo y llegando a los pulmones, cuando llegue a la parte más profunda, se va soltando por la boca, lentamente, se repite varias veces hasta lograr calmar los pensamientos y lograr la paz interior.

Visualizar el éxito

La visualización es una gran herramienta para imaginar lo que se puede atraer a la vida, visualizar cosas positivas es de gran ayuda.

Las mentes más exitosas de este tiempo, donde se incluye Oprah, Tiger Woods, y Arnold Schwatzenegger, han reconocido utilizar la visualización para atraer el éxito a sus vidas.

Entonces, esto se puede aplicar en la vida de quien lo quiera hacer.

Hacerlo es sencillo, se comienza cerrando los ojos, ahora se debe pensar en un evento positivo del pasado, hay que colocarse en la situación y pensar en las cosas positivas que sucedieron, sintiéndolas y viviéndolas en la mente.

Al abrir los ojos toca darse el gusto de sentir ese estado positivo. Esta es una estrategia que se puede explotar mejor con la meditación.

La meditación

Esta es una de las formas más efectivas para aumentar la positividad. Meditar expande el reconocimiento individual y se hace una conexión con la mente, el cuerpo y el espíritu.

Por medio de la meditación se puede aprender a soltar cualquier emoción negativa que esté causando retrocesos en la conexión con el ser.

Para meditar, se puede hacer en un lugar que sea cómodo y silencioso, hay que sentarse ya sea en el piso o en una silla, pero procurando mantener la espalda recta.

Ahora se cierran los ojos y se comienza a controlar la respiración, tal como en el punto anterior, se respira profundamente, colocando la concentración en la respiración, sintiendo la manera en la que entra y sale el aire lentamente, colocando la mente en tranquilidad y acallando los pensamientos.

Poco a poco la mente se irá silenciando, los pensamientos a veces pueden ser reacios, pero toca dejarlos permanecer, sin presionarlos, que giren en la mente, hasta que se vayan calmando también.

Con la práctica se aprende a silenciar la mente y se

logra el encuentro consigo mismo.

¿Afecta el pesimismo?

Por supuesto. Está asociado casi directamente con la depresión, con los problemas de vínculos y de salud. El pesimismo impide lograr los éxitos y el forjar la confianza en sí mismo.

El pesimismo afecta muchísimo, aunque sentirlo no es culpa de la persona. La genética es responsable, así como el entorno en el que ha crecido el individuo.

Una persona pesimista ve todo como algo catastrófico, se crean en la mente escenarios malos y cada vez más apocalípticos y negativos.

Se tiene la convicción de que nada de lo que haga va a servir para tener una mejor vida, nunca se siente que hay una verdadera competencia, son personas que dicen "para qué voy a intentarlo si igual esto no va a servir".

Son personas que se preparan para lo peor y el convencimiento es tal, que crean trampas todo el tiempo porque la mente se prepara para eso, el problema es que la persona que piensa que no puede, pues no podrá, es necesario cambiar esa mindset.

El pesimismo hace que se genere saboteo, se pierden oportunidades, no se habla cuando hay que hacerlo, se tiene un mal sabor por los sueños rotos y la mente está entrenada para perder.

También genera mal humor, pocos vínculos, poca satisfacción para la vida y entorpece la recuperación cuando se está enfermo.

Afecta la vida laboral, reduce la productividad y destruye la motivación.

Por si esto fuera poco, el pesimismo es contagioso, es algo que no se hace a propósito, pero muchas veces una persona entusiasmada dice una idea y el pesimista lo lleva a tierra y lo llena de cadenas que lo hundes en el fondo del mar.

Está el niño que quiere hacer algo distinto a lo que el padre cree que es correcto y este le asesinada la ilusión, o el otro ejemplo es cuando una persona piensa que la felicidad es una tontería, para qué ser feliz, si el mundo está hecho un caos.

Todos son pensamientos que se forjan en el estilo de vida, en los sentimientos y las palabras.

Esto no es culpa de la persona, es importante recalcarlo, pero vaya que hacen daño.

Hay personas que defienden el pesimismo a capa y espada, lo traducen en ser realistas, pero no, lo que pasa es que el optimismo tiene mala prensa, porque lo toman por ese optimismo vacío donde no hay objetivos para cambiar sino el simple ser optimista y ya, como si fuera un botón que se pasa.

La petición aquí no es que se cambie el pensamiento, pero sí que se reflexione. El pesimismo no es un amigo, causa sufrimiento, lleva a la tragedia, no da seguridad, el pesimismo es una sirena que canta para que el marino vaya a estrellarse contra las rocas.

Ser pesimista no es ser realista, ser pesimista es ver todo como lo peor, cuando se puede ver como algo suficiente y valioso.

Hay dos caminos:

- Seguir dándole alimento a ese pesimismo con las consecuencias que conlleva.
- Buscar aprender a ser más optimista, se puede.

El camino que se elija será el correcto para cada persona y se respeta, claro, cada uno tiene sus consecuencias.

3

ACTÚA POR PROPÓSITO Y NO POR IMPULSO

"*Me he precipitado de nuevo*".

"*No debí decir eso*".

"*Gasté en algo que no necesitaba realmente*".

Son algunas frases que se dicen cuando una persona actúa por impulso, los "me arrepiento". La impulsividad puede terminar en un problema para las personas.

Hay que diferenciar el impulso cuando tiene relación con la motivación, con el estímulo que rompe el bloqueo y produce la iniciativa para hacer determinadas cosas.

El impulso para poner en marcha un emprendimiento personal es necesario, pero también lo es ser estratega y hacer algo que se sostenga con el tiempo, con paciencia y determinación se puede lograr, se hace cuando no se actúa por impulso.

Una persona es impulsiva cuando reacciona de manera precipitada y sin meditar las consecuencias que esa decisión puede acarrear. Es poner en marcha conductas que llevan la emoción del momento como impulso.

Esto ocasiona una baja percepción en el control de los impulsos y en muchas ocasiones genera arrepentimiento y culpa.

No se habla solo de cuando se actúa con violencia, se dice lo que no se debía o se gasta de más.

Un emprendimiento personal de cualquier tipo que se va a pique por culpa de una reacción impulsiva, es algo que se lamenta, porque por una acción no meditada se puede perder el esfuerzo de años.

Pero para mejorar esa conducta de impulsividad hay herramientas.

El Dharma y cómo ayuda a actuar con propósito

Dharma, es una palabra de origen sánscrito que significa "ley" o "realidad". El Dharma se utiliza en muchas religiones, especialmente las de origen védico, como el budismo, el hinduismo, sijismo y jainismo.

El ser humano puede elegir cómo y de qué manera quiere sufrir las consecuencias de sus acciones, ahí está el Dharma que caracteriza la naturaleza interior del ser humano y reconoce que hay una ley divina y unos principios morales que se deben reconocer para lograr la perfección y la felicidad en el mundo.

La persona que practica el Dharma se caracteriza por hacerle bien a otros, devuelve felicidad y fraternidad universal.

También desarrolla una conducta con pensamientos y prácticas mentales que ayudan a elevar el ser. Dejando como resultado una felicidad eterna y el alejamiento del dolor.

Activar el Dharma o propósito de vida

El Dharma es una ley, y se puede activar cuando se va a hacer algo, en esos momentos hay que preguntarse ¿cómo ayuda mi colaboración a otra persona? En vez de decir: ¿qué gano con ayudar a otra persona?

Este cambio trae una gran evolución espiritual que

hace que el espíritu se haga presente y apoye las acciones.

Las expectativas que se tengan al comienzo de un trabajo o de un nuevo día, influyen mucho en los resultados que se obtienen, es una actitud que le dice al mundo lo que se espera de él.

En la vida no se tiene la clase de día, de relaciones o tipo de vida que se quiere tener, se va a conseguir la clase de relaciones, día y vida que se espere tener, es un cambio sutil que marca una inmensa diferencia.

Todas las personas quieren tener éxito, siempre, cuando se le pregunta a alguien, esta persona dice que en efecto quiere ser exitoso.

Pero si a esas personas se les pregunta si esperan ser exitosas, de inmediato cambian la respuesta, no lo dicen con la misma convicción. Les aparece la duda y se preguntan si en realidad tendrán lo necesario para poder ser exitosos.

Para lograr poner en marcha el Dharma, hay muchos caminos, algunos con una vía recta, otros se toman con atajos que ofrecen paisajes paradisiacos, lo especial es que se tome el camino que lleve a la satisfacción y la plenitud. Es lograr el gozo de sentir la pasión por un objetivo determinado, con el Dharma se desarrolla la misión en la vida y se colabora en la evolución de la humanidad.

El Dharma puede tomarse como un renacimiento, porque muestra que se tiene un compromiso por aplicar constantemente.

Atrae la abundancia a la vida, ayuda a lograr los pequeños y grandes propósitos con las acciones que se hacen cada día.

La vida es maravillosa y cada quien es líder de su universo, se tiene la posibilidad de ser arquitectos de las oportunidades y lograr enfocar la energía para dirigir el rumbo, para ayudar a los que más lo necesitan.

Y también ayudarse a sí mismo.

La misión y el propósito

En la vida está el propósito y la misión, a veces se mezclan o confunden, es importante hacer una aclaración con ambos para comprender bien sus contextos.

Es importante conocer brevemente un punto sobre cada uno y ver las posibles diferencias, no hay ni buena ni mala interpretación, comencemos por el:

Propósito

Se le conoce también como propósito de vida, que es el objetivo que cada persona ha venido a hacer a este mundo, es lo que el hinduismo llama Dharma, lo acabamos de tocar en el punto anterior.

Entonces, hay que ver si es lo mismo que la misión de vida. Vamos a ponerlo así:

Sé es creyente fiel de que todos tienen un propósito y muchas misiones, se cree que el propósito como ser humano es el mismo: conectar con la versión elevada y mejorada de cada uno, eso que está en el interior de todos y al conseguirlo se pone en marcha para ayudar a los demás y a sí mismo.

Es decir, se delimita la brecha entre el máximo potencial y la persona que se es ahora, es vivir con un propósito y vivir con integridad.

Es un propósito que compartimos todos y que tiene el potencial de convertir a las personas en seres más felices, creando un espacio de armonía a nuestro alrededor.

La misión

Ahora mientras se está teniendo un propósito de vida, se tiene que vivir con integridad en cada momento que se quiera. A lo largo de la existencia se pasan por muchas misiones.

La misión ahora mismo en la vida de una persona puede no ser la misión número 1 que va a tener en unos 5 o 10 años.

Por ejemplo: cuando una persona conoce a otra y ve que es el amor de su vida, entonces pone toda su energía en una dirección, o misión y hace todo lo posible para que estén juntos.

Si esta pareja está separada por unos diez mil kilómetros, entonces se ven ante un reto mayor, pero a punta de misiones pueden lograr estar juntos y hacer una vida en común.

Luego de lograrlo entonces vienen otras misiones, ayudar a las personas a construir un estilo de vida que les llene de pasión para levantarse todos los días, la misión que se tendrá en diez años. Nadie la sabe a ciencia cierta las misiones que irán apareciendo.

El problema y la razón por la que hay que diferenciar misión y propósito es porque muchas personas se enredan con este tema y piensan que no tienen una misión de vida, los demás días son un estado de supervivencia y no son felices hasta conseguir el gran premio que consideran es el punto de la felicidad.

Cuando se vive con propósito, es más fácil tener una vida significativa y feliz, con éxito y a la vez con una misión de vida actual y un conjunto de habilidades y dones al servicio de otros.

Vivir una vida con propósito es más fácil para llevar una existencia con más sentido y felicidad.

Todo se inicia viviendo con un propósito en el aquí y el ahora, esto se puede hacer de esta manera:

Cuando se quiera actuar con propósito o con integridad en los valores toca preguntarse:

¿Qué es lo que una versión más elevada y mejorada de mí haría ahora mismo?

Es una respuesta que llega en poco tiempo, cuando se hace esta práctica constantemente, con paciencia y perseverancia, se va a aumentar el disfrute de la vida, logrando el empoderamiento y sacando lo mejor de cada uno.

¿Importa la diferencia entre Propósito y Misión?

No realmente.

Todo está en cómo se quieran ver las cosas en la

vida. El objetivo de cada persona, es que aprenda que se puede vivir con un propósito aquí y ahora en todo lo que emprende, mientras llega el momento donde se encuentre la misión de vida.

Descubrir la misión

Hay algo que toca tener en cuenta, para que no se olvide, todas las personas poseen un alto o medianamente alto nivel de autoconocimiento, esto quiere decir que tienen el poder de saber quién se es y lo que quiere.

Una manera para descubrir lo que se quiere puede ser llevando un diario. Una excelente herramienta para evaluarse y descubrir los conocimientos.

4

PLANTÉATE OBJETIVOS

Una herramienta que es ideal para plantearse los objetivos es la de los objetivos SMART, es un acrónimo en inglés y es ampliamente utilizada en el mundo de las industrias, ya que tiene mucha eficiencia y objetividad.

Es un recurso práctico para quienes quieren lograr la optimización de los objetivos en cualquier área.

En muchas ocasiones el definir los objetivos puede ser la parte más compleja de todo, y se hace difícil para lograr emprender un proyecto o una estrategia nueva.

No es de extrañar que alguna vez se haya tenido la mente en blanco cuando se ha intentado crear algún objetivo nuevo.

Es por eso que se hace necesario ponerse a trabajar cuanto antes para poder desarrollar una guía específica para hacer un gran planteamiento de los objetivos y hacerlos realidad.

Antes de profundizar en las estrategias, es mejor conocer un poco más lo que es esta herramienta, con algunos ejemplos que reflejen su significado.

Tener objetivos claros es el gran paso para lograr el éxito, eso no puede olvidarse nunca.

El primer uso de este término se debe a George T. Doran, quien en el año 1981 publicó un pader con el nombre "There´s a S.M.A.R.T. way to write management´s goals and objectives.

SMART, en inglés significa inteligente, esta metodología permite no olvidar los elementos clave a la hora de redactar un objetivo eficaz.

SMART es un acrónimo de 5 palabras o elementos que se irán explicando a continuación:

- Specific (eSpecífico)
- Measurable (Medible)
- Achievable (Alcanzable)
- Relevant (Relevante)
- Time-bound (a Tiempo)

Hay algunas variantes de SMART que le dan otros significados a cada una de las letras según se utilicen.

Variantes de la metodología

Specific (eSpecífico) – eStratégico, Significante.

Measurable (Medible) – Motivador.

Avievable (Alcanzable) – Aceptable, Acordado, Alineado con la estrategía.

Relevant (Relevante) – Real, Razonable, orientado a Resultados.

Time-bound (a Tiempo) – Tangible, con Tiempo.

Ventajas de los objetivos SMART

Los objetivos SMART se entienden fácilmente. Se basan en establecer metas que se puedan alcanzar. De esta manera se puede saber claramente si el objetivo ha sido alcanzado o concluido.

Cuando se redactan los objetivos, hacen las veces de guía a lo largo de todo el proyecto.

Se definen objetivos, lo que permite que un grupo de trabajo pueda identificar las metas y asignar tareas y responsabilidades a cada miembro.

Lo primero que hay que tener en cuenta es que los

objetivos tienen que ser claros, es la licencia que conduce al éxito.

¿Cómo hacer objetivos reales?

Hay que ver cada una de las cinco características que pueden faltar en el momento de redactar un objetivo inteligente.

Específico (Specific)

Cuando se definen los objetivos SMART, estos no deben ser ambiguos, sea que se fijen metas personales o se trabaje junto a un equipo de trabajo bajo la forma de empresa o una agencia determinada.

Una manera ideal de conseguirlo, es que se redacte un objetivo específico respondiendo a la mayor cantidad de preguntas posibles:

- Qué: se hace en detalle lo que se quiere lograr con el objetivo.
- Cuál: se incluyen los posibles obstáculos reales que puedan impedir lograr ese objetivo.
- Quién: es la persona asignada para lograr ese objetivo, puede ser algo delegado a un tercero, en muchos casos es la misma persona que redacta.

- Dónde: Si la ubicación es relevante para cumplir con un objetivo no se debe olvidar el sitio.

Ejemplos:

El objetivo errado: aumentar las ventas para el mes de agosto.

El Objetivo SMART: aumentar las ventas de determinada línea de productos en un 15% para el 30 de octubre del año en curso en todo el territorio nacional. Es una responsabilidad que corresponde a la gerencia del departamento de comercialización.

Medible (Measurable)

Cuando no se mide el progreso de un objetivo no se sabe cuánto falta para poderlo alcanzar, los objetivos SMART tienen que ser cuantificables.

Cuando se está redactando un objetivo tienen que colocarse estas preguntas:

- ¿Cuántos? ¿Cuánto?
- ¿Cómo saber que se ha cumplido con la meta o el objetivo?

La medición es hacer seguimiento al proyecto y saber cómo va.

Ejemplos:

Objetivo errado: aumentar el nicho de clientes jóvenes en las compras en nuestra tienda online.

El objetivo SMART: Aumentar el nicho de clientes de compra en nuestra tienda online en un 15%, al público objetivo, los usuarios entre 15 y 30 años. Más otros datos o nombre del target.

Alcanzable (Achievable)

Cuando se hace un objetivo se tiene que pensar detenidamente si es algo posible de alcanzar.

Los objetivos realistas tienen que animar a seguirlo llevando a cabo, no puede causar desaliento hay que formular las preguntas:

¿Será que se tienen las habilidades y herramientas necesarias para lograrlo?

¿No habrá una etapa o paso anterior que no se esté haciendo?

Si no puede medirse no puede gestionarse.

- ¿Cómo se puede alcanzar una meta?

- ¿Qué tan posible es lograr esa meta?

Ejemplos:

Objetivo errado: aumentar las visitas al ecommerce en un año.

Objetivo SMART: aumentar las visitas al ecommerce de 5 mil a 10 mil por mes para poder lanzar un servicio nuevo, con fecha límite para el 30 de noviembre del otro año.

Relevante (Relevant)

Un objetivo para que pueda ser relevante tiene que estar de acuerdo a toda la estrategia de lo que está haciéndose, sea a nivel de marca, empresa o personal.

Estas son preguntas necesarias:

- Por qué: hay que preguntarse el para qué de algo que ayuda a darse cuenta si se trata o no de un objetivo importante, se le debe dar prioridad a los que realmente son importantes.
- ¿Es importante el objetivo individual para toda la estrategia?
- ¿Es el momento correcto para plantear el

objetivo?

- ¿La persona encargada de esta estrategia es la correcta? ¿Soy la persona ideal para esto?
- ¿Se adapta el objetivo a la realidad o contexto en el que estoy?

Ejemplos:

Objetivo errado: aumentar los vendedores para vender más.

Objetivo SMART: aumentar la cantidad de vendedores de 5 a 10 antes del 30 de octubre para poder aumentar en un 100% las ventas en tal región de tal país.

Tiempo límite (Time-bound)

Es clave que se establezca una fecha para cumplir con un objetivo, esto suele ser más difícil cuando se habla de metas personales, cuando se es individual es cada uno el que controla lo que se hace y a veces llega la tentación de hacer trampa.

Es importante poder fijar un marco de tiempo para evitar que las tareas se pospongan por otras que parezcan muy urgentes.

Cuando se formula un objetivo SMART hay que preguntarse:

- ¿Cuándo debe estar listo? Hay que ponerle fecha límite.
- ¿Qué debo hacer hoy, mañana, pasado…? Evitar emergencias o urgencias.
- ¿Qué debo hacer en seis meses? Evitar apagar incendios en seis meses.

Ejemplos:

Objetivo errado: aumentar los afiliados al blog de la empresa.

Objetivo SMART: crear un lead-magnet gratis de 30 páginas ofreciendolo en la web antes del 30 de octubre para que se puedan pedir datos de contacto contra descarga, el nombre y su correo. Así se aumenta en un 5% mensual la cantidad de suscriptores al boletín informativo del negocio.

Hacer un objetivo SMART de manera inteligente es la diferencia entre fracasar o tener éxito.

5

ENFOQUE Y CLARIDAD: CÓMO LOGRARLO

*E*l enfoque y la claridad son claves en la búsqueda del éxito y crecimiento personal. Para comenzar es clave ver qué es el enfoque.

El enfoque

Fijándose en la RAE, el enfoque es la acción de dirigir la atención o el interés a un asunto o un problema, pueden ser unos hechos previos, buscando la manera de resolverlos de manera acertada.

Entonces fijándose en esto el enfoque es tener clara la meta y actuar para resolverla sin distracciones.

El enfoque es una característica que tiene que ejercitarse para poder alcanzar los propósitos planteados, cuando se tiene claro el objetivo, las acciones se pueden lograr.

No importa el tiempo que quite hacerlo, lo que realmente importa son las pequeñas acciones que se pongan en marcha.

Un ejemplo claro de enfoque lo demostraron Steve Jobs y Mark Zuckerberg, ellos tenían claridad en su idea revolucionaria y trabajaron hasta lograrlo.

Tuvieron tropiezos, claro, eso es normal en todo emprendedor, pero jamás se rindieron, ellos no se conformaron con el primer boceto, sino que siempre estuvieron trabajando por pulir su manera de hacer las cosas.

Cada día le agregaban algo adicional, bueno, actualmente Facebook, Instagram y WhatsApp siguen teniendo actualizaciones y novedades, estas tres marcas son de Mark. Aunque ya logró el éxito siempre está apostando por pulir más sus plataformas y mantenerse actualizado. No se conforma.

Esto lo consigue gracias al enfoque.

Beneficios de tener enfoque

Cuando se está enfocado se logra:

- Tener mayor coherencia en las ondas cerebrales.
- Se le da prioridad al centro de atención en el sector de la realidad que interesa.
- Se tiene claridad en lo que se quiere y se puede conseguir y se puede buscar más fácilmente cuando se tiene menos dispersión y más energía.
- Los movimientos son más refinados y cada vez más buenos y con menos esfuerzo.
- Se optimizan los recursos, se consigue más habilidad y las conductas se van mostrando con más eficiencia.
- Aumenta el placer y la satisfacción al estar entregado a lo que se hace.
- Se puede ser mejor en esa área y es un modo sostenible en el tiempo, se optimiza con el rendimiento.
- Se ahorra en recursos de tiempo y esfuerzo.
- Aumenta la calidad de lo que se hace y se reducen los desperdicios las fallas y las lesiones.

Cómo lograrlo

Con cualquier técnica de relajación, meditación o

respiración se puede conseguir la habilidad del enfoque.

Se puede practicar en el presente, empezando una actividad donde haya concentración en el aquí y en el ahora. Hay que observar la respiración y así se puede predisponer a estar plenamente en el presente.

Otra manera, es imitando el ejemplo que genera inspiración.

Se puede aprender a focalizar la atención en lo que se necesita a cada momento de la vida personal o profesional, de este modo se puede tener un nivel constante de excelencia.

La claridad

La claridad mental es básica para poder conseguir la felicidad y mejorar la calidad de vida.

El cerebro funciona como un mono hiperactivo en una selva, va de un lado a otro, con problemas hipotéticos, con dificultades. Las famosas frases "y sí", "qué pensará", "qué pasará".

Esos son los pensamientos que se quedan allí instalados, esas frases que elucubran historias que solo nacen en la mente y no salen de allí. Es una ruleta rusa sin salida.

Hay que enseñar al cerebro y a la voz interior a que sea una guía y no un enemigo que cause saboteo constante, no se puede parar de pensar o dejar que la voz y los pensamientos trabajen y actúen.

En el momento en el que se logra un objetivo se aprende a vivir con más calma, paz y felicidad.

Maneras de conseguirlo

Una manera, es aprender a estar en el aquí y en el ahora. Muchas veces se la ha dado vueltas a un problema pero al final se ha resuelto de la manera más fácil que se esperaba.

El humor que se utilice para resolver los problemas también es clave, ver las cosas con mejor humor ayudará a que todo se resuelva más fácil.

La otra herramienta es la mente principiante, esto en psicología significa que no se sabe lo que va a suceder se ve todo como un aprendizaje y se afronta la situación como un estilo de aventura donde la mente del experto no tiene posibilidades.

Cuando un principiante actúa tiene mil ideas fluyendo y está abierto a aprender y ser más activo.

- Pararse y respirar hondo analizando lo sucedido.
- Ver las emociones que se tienen y la razón de su presencia.
- Desmontar esas ideas limitantes, aceptando o cambiando las situaciones, por ejemplo la necesidad de buscar aceptación o la opinión de otros.

Teniendo esto claro, ya sabes entonces cómo poner en marcha el enfoque y la claridad.

6

HÁBITOS POSITIVOS PARA CULTIVAR AUTODISCIPLINA DIARIAMENTE

*L*os hábitos positivos ayudan a que se pueda generar una buena autodisciplina. Es importante conocer cuáles de todos los hábitos son los más importantes a considerar para que se pueda mejorar un poco más cada mañana:

Dormir bien

Dormir es algo que muchas personas no toman en cuenta con seriedad. Dormir mal o dormir bien es importante para cuidar el cuerpo.

Tanto a nivel físico como psicológico, no tener un buen descanso tiene consecuencias negativas en el cuerpo y cerebro. Esto favorece además el desarrollo de enfermedades.

A nivel físico, cuando se tiene un descanso inadecuado provoca cansancio, pérdida de la atención, somnolencia y problemas para concentrarse.

También el pensamiento se ralentiza y la irritabilidad fluye fácilmente.

A nivel psicológico la derivación crónica del sueño favorece el desarrollo de enfermedades como depresión y ansiedad.

Una de las causas frecuentes de la fragmentación de un descanso nocturno es la apnea de sueño, este es un riesgo importante de sufrir hipertensión o infartos al miocardio, así como ACV's.

Un sueño de calidad es un sueño que es continuo, sin despertarse en medio de la noche, hay que asumir que la cama solo es para dormir, no para quedarse con el teléfono móvil o viendo la televisión y menos para comer.

Hay que establecer una rutina del sueño, acostarse todos los días a la misma hora para que el cuerpo se acostumbre y a esa hora pida dormirse, esto favorece la conciliación del sueño y este mejora considerablemente.

Si hay problemas para dormir, se puede salir de la cama por unos veinte minutos, para evitar estar en la cama dando vueltas y desesperándose cada vez más porque no se concilia el sueño, porque al final llegan las emociones de la frustración y el nerviosismo.

Una buena salud del sueño ayuda a mejorar la disciplina porque se mantiene cada día alerta y lleno de energía.

La alimentación

En cuanto a la comida por lo general se tiene hábitos muy arraigados, algunos son buenos, como el tomar desayuno cada mañana.

Otros no tanto, como el de dejar el plato limpio o tener un plato gigante que se llene hasta arriba.

Muchos hábitos se adquieren desde la niñez, pero nunca es tarde para modificarlos y mejorar la alimentación, porque el comer demasiado puede causar pesadez, obesidad, molestias del estómago y ralentiza el raciocinio.

Tener por costumbre comer poco puede causar que se tenga una mala nutrición y esto causa que la concentración y la capacitación falle.

Hay que tener un equilibrio saludable.

Capacitarse

Es salir de la zona de confort de lo que ya se sabe y se conoce para explorar otros caminos y aprender más.

Capacitarse es una oferta muy amplia y variada, una persona que está en un emprendimiento o en lo que esté, puede buscar las formas de capacitarse constantemente, tomar cursos, ir a seminarios, participar en webinars, todo lo que permita que se adquieran nuevos conocimientos.

Hay que dejar atrás ese paradigma de que se sabe todo y no hay nada nuevo para aprender. Siempre se puede aprender algo nuevo.

Hay que invertir tiempo productivo en capacitarse, o sea se tiene que estar centrado en lo que se elige ahora mismo para sacar el mejor provecho.

Hay que poner ese conocimiento en marcha para practicarlo en lo cotidiano, día tras día. De este modo puede aplicarse en lo que se está haciendo.

La capacitación constante es un gran hábito que puede combinarse con lectura de todo tipo de material y abrirse como un abanico a cualquier tema que esté relacionado con lo que se está emprendiendo o lo que genere cultura general para posibilidades en un futuro, la idea es abrirse a oportunidades y no solo quedarse enfrascado en una.

7

ACTIVIDADES FÍSICAS QUE TE AYUDARÁN CON LA AUTODISCIPLINA

*S*e tiene la certeza que vivir en sedentarismo es nocivo para la salud, genera toda una cantidad de enfermedades que son tan graves que pueden llevar a una persona a la tumba.

Es fácil comprobar esto, viendo la manera en la que son los que hacen un deporte y quienes son sedentarios.

Hacer ejercicios aeróbicos, salir en bicicleta, caminar o correr, tienen efectos fisiológicos en donde se muestran los beneficios del ejercicio físico.

El sistema cardiovascular también se ve beneficiado con el deporte, ya que provoca un aumento en la capacidad motora del corazón, esto comporta a su vez una reducción de la frecuencia cardiaca en reposo, esto quiere decir que aumenta la circulación de la sangre por los capilares y la cantidad de glóbulos rojos.

Todo esto deja un mayor rendimiento físico en la persona, causándole menos consecuencias y logrando una mejor recuperación.

El ejercicio es beneficioso ya que regula los valores en sangre con los triglicéridos y el colesterol malo.

En cuanto a la capacidad de los pulmones se puede aumentar el oxígeno que entra en ellos.

También ayuda al crecimiento de algunas fibras musculares que no se han desarrollado como sucede con alguien sedentario.

Esto causa que las personas que hacen ejercicio puedan soportar más una rutina que una que no que no ha conseguido aún la resistencia.

La actividad física ayuda a que se equilibre el apetito y se tenga un mejor funcionamiento del aparato digestivo.

En cuanto a la mente, una persona que hace ejercicio, como tiene más oxigenado el cerebro puede actuar razonar y actuar mejor.

Una persona sedentaria puede terminar siendo un poco más lenta para actuar, esto según estudios donde se refleja que una persona que hace ejercicio es más proactiva a actuar que una que no hace.

Por tanto para poder desarrollar una salud mental saludable es necesario que se haga ejercicio, se debe incluir entre los cambios que genera la autodisciplina.

8

ORGANIZACIÓN, ORDEN Y PLANIFICACIÓN: CLAVES PARA LA AUTODISCIPLINA

*M*uchos estudios demuestran que las personas que tienen autodisciplina son más felices.

Las personas que tienen un mayor grado de autocontrol pasan menos tiempo sopesando si deben o no satisfacer esa conducta perjudicial para su salud o sus objetivos.

Pueden tomar decisiones positivas con más facilidad y no permiten que los impulsos o los sentimientos dispongan de sus elecciones, en su lugar toman decisiones equilibradas dejando como resultado que se sientan con más satisfacción en sus vidas.

Hay conductas que pueden servir para aprender a

desarrollar la autodisciplina y ganar fuerza de voluntad.

Cuando se está en la búsqueda de controlar los hábitos y tomar mejores decisiones se pueden tomar estas acciones que son eficientes y ayudan a mejorar la disciplina:

Tener consciencia de las debilidades

Todas las personas tienen debilidades que tienen efectos particulares en cada una de ellas. Puede ser desde pensar en fumar hasta consumir alimentos chatarra en exceso. Son acciones que causan una adicción y es necesario tratar.

Hay que reconocer los defectos que se tienen sin importar cuáles son. Muchas personas pretenden no mostrarse vulnerables o buscan esconder que lo son.

Hay que tener certeza de lo que se padece, de otro modo no se podrán vencer.

Eliminar las tentaciones

Se saca de la vista, se saca de la mente, esto puede parecer una tontería pero no lo es.

Cuando se eliminan las tentaciones se reduce la posibilidad de caer en ellas. La autodisciplina comienza a mejorar cuando se va reduciendo ese elemento que provoca deseo.

Por ejemplo: si se quiere comer más saludable entonces se tiene que tirar la comida chatarra y no comprarla, y desechar los cupones que echan por debajo de la puerta los dueños de los negocios de comida.

Si se quiere mejorar la labor se tiene que reducir el uso de las redes sociales, cerrar el navegador y poner lejos el teléfono móvil para no caer en la tentación de usarlo.

Esta es una manera también para mejorar el enfoque y buscar el éxito dejando alejadas esas malas influencias.

Metas claras y un plan de ejecución

Cuando se quiere lograr el autocontrol se tiene que tener una visión clara de la meta por alcanzar, se debe tener una idea de lo que es el éxito y saber a dónde se va. No saber a dónde se va es desviarse fácilmente del camino.

Contar con un plan claro, marca los pasos que se dan para lograr los objetivos. Hay que averiguar quién se es y de lo que se está hecho.

También se puede crear un mantra personal para mantener el enfoque, las personas exitosas usan esta técnica para lograr lo que se proponen.

La autodisciplina se alimenta a diario

No se nace con disciplina, es un comportamiento que se va aprendiendo en el camino, los padres se encargan de decir qué se tiene que hacer, luego la escuela y así se edifica la disciplina.

Aunque no es solo cumplir normas de otros, es aprender a cumplir las propias.

Es una habilidad que se va desarrollando con el ejercicio diario y de manera repetitiva, es como ir a un gimnasio a hacer pesas, la fuerza de la voluntad y la autodisciplina requieren de la perseverancia para lograr el éxito.

Mientras va pasando el tiempo, puede ser más complejo ser capaz de mantener la fuerza de voluntad activa. Entre más grande sea la tentación más difícil será dar la cara a otras tareas que requieren autocontrol y autodisciplina.

Es por eso que se tiene que trabajar a diario en la construcción de ella.

Hábitos simples

Crear hábitos y ser disciplinado puede ser algo que aburra con el tiempo, el enfocarse en todo lo que hay que hacer puede ser frustrante, pero para que esta situación no termine causando intimidación, se puede lograr por medio de pequeños pasos, con metas pequeñas, pasitos que lleven a los objetivos. Esto en vez de cambiar todo de una vez.

Se puede hacer una cosa de manera consistente y así se puede tener en la mente lo que se quiere dominar.

Un ejemplo es cuando se está buscando hacer ejercicio, la manera para empezar es invertir unos quince minutos al día y gradualmente ir aumentando la frecuencia.

Si se busca mejorar la alimentación entonces se puede cambiar la lista de compra por una más saludable, de este modo se cocinará más sano.

Se puede hacer una lista que se agrande a medida que se vaya logrando la capacitación para ello.

Cambiar la percepción de la fuerza de voluntad

Un estudio de la Universidad de Stanford, afirma que la cantidad de fuerza de voluntad de una persona se determina por lo que concibe.

Si se piensa que se tiene poca fuerza de voluntad,

entonces es posible que no se superen los límites y no se puedan lograr las metas.

A lo mejor las ideas sobre la fuerza de voluntad y autocontrol no se determinan, cuando se logra eliminar este tipo de obstáculo subconsciente, entonces se puede conseguir lo que se propone.

Es una manera de darse un impulso adicional para la motivación que se requiere para alcanzar las metas.

El plan B

En psicología esto se le llama la intención de implementación para elevar la fuerza de voluntad. Una persona es invitada a una fiesta donde va a haber mucha comida y casualmente ahora está controlando su alimentación.

Una persona con fuerza de voluntad enfrenta eso sabiendo que en vez de detenerse en la mesa de la comida, prefiere socializar y controlarse en la alimentación.

Tener un plan ayuda a que la mente se prepare para el control necesario para esa situación, se ahorra energía cuando no se tiene que tomar una decisión repentina basada en las emociones.

Una recompensa

Se puede dar un obsequio de algo que cause emoción. Es como cuando un niño recibe un caramelo por portarse bien. Se puede pensar en algo que motive para lograr tener éxito.

Se pueden anticipar los beneficios, entonces además de pensar en el resultado de eso que se emprende, que puede resultar denso y difícil de lograr, también se piensa en ese premio, así la motivación aumenta.

Perdonarse y avanzar

Incluso cuando se tienen las mejores intenciones los planes definidos pueden fallar. Es normal, no hay que sentir culpa por eso.

La vida trae altibajos, éxitos increíbles y fracasos rotundos. La clave es nunca detenerse.

Cuando hay tropiezos se tiene que reconocer que este sucedió y seguir adelante. No hay que dejarse envolver por la culpa ni por la ira, ni por la frustración. Todo esto solo arrastrará a impedir que se alcance el progreso.

Hay que retomar el juego y enfocarse en las metas.

9

EVALÚATE CONSTANTEMENTE

*E*ste capítulo habla sobre esa evaluación que tiene que tenerse para saber si las cosas están llevándose bien.

Se puede tener un archivo donde se coloquen las cosas más importantes que se van a realizar durante el día o el tiempo que se desee marcar.

Además se le colocan las métricas de desempeño que se usan a diario para evaluar las metas más importantes.

Un ejemplo: pararse a diario a las 7 de la mañana y meditar en el día.

Al final del día se marcan las metas logradas y las que quedaron por hacer.

Al final de la semana se ve el análisis de cómo fue la semana y el desempeño que se logró y se saca el porcentaje que se tuvo.

Por ejemplo 50 actividades, y solo se hicieron 45, se hace la regla de tres y el porcentaje es el de 90% de logro.

Tener metas es el primer paso para hacer visible lo invisible.

Este diario ayuda a tener una visión de cómo va el avance semanal y saber las áreas donde se tiene que mejorar.

Si se quiere seguir este método entonces hay que hacerlo con honestidad, nada de marcar lo que no se ha hecho, sino se pierde todo porque no se podrá hacer una evaluación de cómo va el desempeño real.

Revisar los hábitos

Dentro de la evaluación constante no se puede olvidar revisar los hábitos que pueden estar afectando el crecimiento y el alcance de los objetivos, estos son algunos hábitos a revisar:

Las compras

Hay personas que llenan el carro del supermercado

por inercia y hay quienes toman en cuenta lo que están comprando y evitan llevar cosas innecesarias.

Cuando se habla

Hablar determina la persona que se es. Mejorar el lenguaje y la manera en la que se verbaliza y se da uso de la palabra es importante para mejorar cada día. Esto también tiene que evaluarse.

Hay personas que usan los "el", "este", y las muletillas que terminan afectando, una persona que se expresa correctamente es alguien que causa una buena impresión inmediata, así como sucede con alguien que no sabe modular y habla atropellando su lenguaje.

Los distractores

Para mejorar la disciplina, se tiene que trabajar en eliminar los distractores o más que eliminarlos controlarlos.

Se tiene que dejar de lado el correo electrónico, las redes sociales, el teléfono móvil y todo lo que pueda distraer de los objetivos que se estén haciendo.

Puntualidad

Este es un hábito ausente en muchos. No ser puntual

muestra que se es despreocupado y puede ser considerado incluso como desconsiderado.

Hay personas que no pueden evitar tener este mal hábito, pero es algo que debe mejorarse porque ser puntual es señal de una persona autodisciplinada que respeta el tiempo de los demás.

Los tics nerviosos

Muchas personas padecen tics nerviosos por la ansiedad, antes de controlar los tics, se tienen que tratar los detonantes de ellos.

Pero estos tics no pueden descuidarse, comerse las uñas, tirarse el pelo, pellizcarse y todo lo que sea tic tiene que revisarse durante el proceso de mejorar la disciplina.

El teléfono móvil

Ver la pantalla del teléfono móvil todo el tiempo se ha convertido en un vicio. Es una señal de inestabilidad emocional, esto es una señal de adicción al móvil y se debe controlar, se consigue cuando se puede mantener al margen el teléfono mientras se cumplen con los objetivos.

Tener un plan de seguimiento de metas y objetivos es importante, porque de este modo se le puede hacer un seguimiento a todo lo que pueda estar deteniendo los objetivos que se hayan planteado.

Hay que fijarse siempre en los hábitos que se trabajen o se hayan trabajado para reducir las posibilidades de que estos aparezcan de nuevo y detengan los proyectos que se estén haciendo.

10

CONSTANCIA, COMPROMISO Y RESPONSABILIDAD CONTIGO MISMO: INGREDIENTES FINALES

*P*ara poder lograr cumplir con los requerimientos que exige un proyecto personal o en un negocio, se tiene que practicar mucho con las habilidades y hacerlo con toda la voluntad posible.

Hay muchos métodos para lograrlo y poder avanzar en el entrenamiento, pero algo es indispensable y se tiene que tener en cuenta, nunca hay que estancarse, se trata de ser constante.

La constancia es la base que sostiene la práctica, independientemente de la intensidad con la que se haga la actividad rutinaria, hay que hacerlo con disciplina para asegurar llegar a la meta.

Ventajas de la constancia

No se tiene que practicar por 8 o 12 horas diarias, se puede hacer una vez al día por un par de horas, con el tiempo se va a dominar cada aspecto.

Se puede mantener siempre al tanto de las tendencias, no solo se tiene que ser constante con las rutinas impuestas sino que para poder avanzar se tiene que ser positivo y mantenerse conectado con las noticias que se dan respecto a la profesión o el área de estudio.

Cada experiencia donde se falle y no se llegue a la meta no importan, porque también hay muchas que logran el éxito.

Jugar con las probabilidades y ponerlas a favor no está mal, entre más se intente es mejor.

En el mundo hay muchas personas que quieren lograr los objetivos para tener sus cosas, pero no se les ve trabajando para alcanzarlas, son solo deseos que se quedan en deseos por años y terminan en resentimientos.

¿Qué se está haciendo para poder cambiar lo que se quiere para la vida?

Si la respuesta es nada, entonces se hace necesario

una evaluación para ver en qué se puede mejorar, de seguro hace falta ponerle autodisciplina a la vida.

Ya se sabe que la autodisciplina es algo que se puede desarrollar para llegar a ser un verdadero experto en el autocontrol y tener la fuerza mental para hacer las cosas que se tienen que hacer, incluso cuando no se tenga la motivación para hacerlo.

Hay infinidades de consejos pero estos son los clave que deben tomarse en cuenta:

El porqué

Es la razón por la que se quiere cambiar, la razón para hacerlo, es suficiente para que en un momento dado de debilidad pueda tenerse presente que vale la pena el esfuerzo.

Enfocarse en una sola cosa a la vez

Hay que poner el corazón y todos los sentidos en los que se está haciendo, estar totalmente enfocado en esa tarea para que salga lo mejor posible.

Esto es algo que puede desarrollarse, por ejemplo se puede concentrar en el lavado de dientes, en bañarse, en la respiración, en la comida y los bocados que se comen.

Hay que dedicar la atención ininterrumpida a las actividades por periodos cortos de tiempo.

Luego cuando se esté trabajando, el enfoque será mejor y los resultados más beneficiosos.

Hay que ser crítico con los razonamientos

Como se salió a correr por 4 kilómetros entonces ahora este dulce se puede comer. Este es un pensamiento común que sabotea el esfuerzo.

Hay que ser consciente de que estas frases de autoengaño solo alejan el objetivo final.

Aplaudir los logros

Se deben valorar los logros pequeños que se consiguen, el mantener el escritorio ordenado, el haber hecho una llamada molesta, el no beber en exceso, el haber hecho un kilómetro más de trote, dejar el cigarrillo, etc.

Todo lo que sea beneficioso se tiene que aplaudir, es una manera de motivarse a ir por más.

Paso a paso

Los cambios exigen tiempo para adaptarse, hay que tomar los desafíos pequeños, como llegar con cinco minutos de antelación a un compromiso.

Cuando se haga hay que ver la sensación que se tiene, si es de satisfacción entonces se puede guardar esa sensación para los momentos donde la debilidad aparezca a sabotear.

Disfrutar

A lo mejor actualmente eso parece imposible, pero no lo es. Considerar que pararse una hora antes para salir a correr te dará un día maravilloso es un motivador para salir feliz a diario.

La idea es disfrutar cada proceso, pasárselo bien. Es la mejor manera para que se puedan incorporar en la vida diaria los planes para mejorar.

Tener ilusiones, metas y objetivos es elemental en la vida, cuando se comienza el año nuevo, se suele intentar hacer nuevos propósitos se tiene deseos, proyectos. Muchas veces hay frustración porque todas esas metas no llegan a concretarse, porque se va el enfoque en otras cosas.

En ocasiones llega la frustración y no da la oportunidad de alcanzar nuevas metas, a veces se buscan resultados pero no se cambia nada. La constancia y el esfuerzo son dos valores que van de la mano.

La constancia es la fuerza que impulsa al logro de las

metas que se proponen y el esfuerzo que permite que se gestionen las dificultades.

Hay que trabajar la constancia porque esto puede parecer poco importante pero es clave para lograr el éxito en la vida, la manera de fomentarla es sentir la motivación y sentirse atraído para lograr nuevos propósitos.

Todos los proyectos que se emprendan tienen que estar relacionados con la esencia, con lo que se quiere lograr para que sea más fácil alcanzarlo.

Hay que confiar en uno mismo y entender que errar es parte del camino, es la manera de aprender a avanzar y si a veces las cosas no salen bien, igual puede servir para ir a por los objetivos.

Entonces, si se emplean bien los objetivos se puede ir por ellos y se puede ver de manera más madura lo sucedido para avanzar y superarlo.

Una metáfora: una vez un par de ranas cayeron en un envase con nata, ambas se dieron cuenta que se empezaban a hundir, no podían nadar ni flotar. Esto era una arena movediza para ellas.

Ambas sentían que se hundían más y más a medida que luchaban, una de ellas dijo que era imposible salir, voy a morir, no hay que prolongar este sufrimiento para qué lucho por esto si igual moriré.

Dejó de patalear y se hundió.

La otra rana era más perseverante, terca, dijo que por nada del mundo podría dejarse hundir, sentía que iba a morir, pero moriría luchando, no se dejaría vencer.

La rana siguió en su lucha por horas y esa área donde estaba chapoteando al final se volvió mantequilla y la rana sorprendida dio un salto y llegó al borde del recipiente, y se allí salió y se fue feliz saltando y croando.

Las grandes cosas de la vida se consiguen saltando, luchando y nunca rindiéndose. Las mejores cosas de la vida se han logrado con ranas que no se han dejado hundir aunque todo pareciera que estaba en su contra.

La vida es un desafío, pero hay que seguir intentándolo.

Las cosas no se logran de la noche a la mañana, requieren de trabajo duro y mucho esfuerzo, pero se logran si se tiene la perseverancia para lograrse.

Tener perseverancia lleva a alcanzar las metas sin rendirse.

Cuando se hace así, la autodisciplina se enciende y es el motor que conduce al éxito.

CONCLUSIÓN

Se puede apreciar entonces que la autodisciplina es fácil de conseguir si se tiene el deseo real de aplicarla en la vida y en el día a día.

Solo necesita hacer una observación para revisar esos malos hábitos que puedan tenerse y empezar a modificarlos por unos que vayan más acordes a los objetivos que se tienen.

La autodisciplina exige que se pongan en marcha todos los elementos clave para poder facilitar conseguir los objetivos.

Exige que se definan metas con solidez, además no es solo definirlas, es ponerlas en marcha y luego de ponerlas en marcha tener una revisión constante de estas para hacer los correctivos necesarios.

Es por ello que para emprender cualquier objetivo se tiene que hacer con la disciplina necesaria para aumentar las probabilidades de éxito.

Este trabajo quiso demostrar que es posible mejorar la autodisciplina día a día, que solo requiere del deseo de cada uno.

Entonces la interrogante es:

¿Se tiene el deseo de poner la autodisciplina en marcha para cambiar lo que toque cambiar y emprender los esfuerzos necesarios para alcanzar los sueños?

De la respuesta dependerá el futuro.

ESTOICISMO Y DUREZA MENTAL

DESCUBRE LOS SECRETOS PSICOLÓGICOS DE LA FILOSOFÍA ESTOICA EN LA VIDA MODERNA. CONSTRUIR UNA AUTODISCIPLINA INQUEBRANTABLE Y HÁBITOS DIARIOS QUE GARANTICEN EL ÉXITO

INTRODUCCIÓN

Durante la antigüedad surgieron un alto número de escuelas filosóficas, muchas de ellas aportaron grandes ideas de progresos para la humanidad de impacto tan relevante que aun en la actualidad muchos de esos pensamientos siguen vigentes, tal es el caso de la escuela de filosofía estoica, esta que se creyó desaparecida para los primeros siglos de la era presente, y pese a la realidad, que los registros literarios no son en cuantía, su pensamiento ha evolucionado con el paso de los años, y en pleno siglo XXI se está viviendo uno de los momentos más importantes del posible resurgimiento de esta sistema filosófico.

En medio de la convulsión social que estamos atravesando en el mundo moderno, muchos han recurrido a ciertas escuelas de pensamientos cuyas teorías podrían generar la salvación que nuestra sociedad moderna requiere, por cierto, el estoicismo, cuyo valor principal para una sociedad como la moderna es el manejo adecuado de las emociones, o igualmente dicho, las pasiones (ya que esta escuela habla de una como consecuencia de la otra) resulta ser, según la óptica de muchos necesaria, o más aun para algunos imprescindible.

Conozcamos un poco sobre esta escuela, su evolución y sus postulados, luego confrontémoslo con la realidad de una sociedad como la moderna, a través de esto podremos enfocar nuestras vidas para cambiar el rumbo que pareciera ineludible en tiempos como los modernos.

Al aplicar el estoicismo en nuestros tiempos, estaremos adquiriendo unas herramientas maravillosas para enfrentar una modernidad cuya característica principal ha sido un funcionamiento por medio de las emociones, de manera que las pasiones desenfrenadas son hoy por hoy las que gobiernan nuestras vidas, el estoicismo es justamente eso, autocontrol, desarrollo personal, armonía con la naturaleza, armonía con el universo, pero todo desde un sentido estrictamente lógico.

Al dejar de actuar basado en nuestras pasiones podremos crear el enfoque preciso para lograr metas y caminar de manera firme y segura rumbo hacia la superación día a día, una meta clara y objetiva será siempre enfocarnos día tras días para lograr objetivos puntuales que se puedan traducir de alguna manera en auto realización.

¿Y esto cómo se lograra? Bien, la estructura de la filosofía estoica nos enseñará como enfrentar la vida en esas situaciones que realmente están fuera de nuestro alcance individual, debemos aceptar como realidad inquebrantable que no somos todopoderosos, y muchas de las cosas que queremos solucionar de la vida están fuera de nuestro alcance y lejos de nuestro dominio.

Cuando empecemos a encontrar ese perfecto dominio de las pasiones, equilibrio con el universo, y con nuestro entorno, encontraremos que seremos más capaces de enfocarnos profundamente en eso que deseamos, y podremos desarrollar una estrategia, un plan claro y especifico, dejando de lado el caos en el que puede sumergirnos los sentimientos desenfrenados, lo usaremos a favor para obtener el fin deseado por todos los individuos pero conquistado por pocos, y no es más que la realización, bienvenido al estoicismo como filosofía de vida, bienvenido a una pequeña puerta que puede llevar a un gran camino.

1

ORIGEN Y EVOLUCIÓN

*E*l estoicismo es una filosofía de vida que data del siglo III A.C y tuvo un fuerte auge hasta pasado el siglo IV dc, su fundador fue el filósofo griego Cenon de Citio para mediados del año 301, este filosofo originario de Chipre se trasladó a Atenas a mediados del año 311 ac debido a ciertas circunstancias difíciles que vivía su pueblo para aquellos momentos, Atenas representaría para entonces el epicentro de la cultura en el contexto griego del momento, por allí sintió algún tipo de simpatía por las propuestas filosóficas del momento, en especial de la línea de Sócrates pero mayormente el enfoque de la ´cínica´ y ´la megarica´

Luego de estudiar durante muchos años en estas escuelas de pensamiento, difirió prontamente de ellas y dio un salto a otras escuelas filosóficas, principalmente las escuelas de filosofía Aristotélicas y platónicas, mientras que a su vez, igualmente por esos años se sintió atraído por las propuestas megaricas, sin embargo tampoco logro empatía perpetua con ninguna de estas, arropó algunos de estos postulados pero prefirió entonces crear su propia escuela en la que realizo una especie de fusión de pensamiento de la escuela cínica y otras que le resultaron atractivas de escuelas como la casa filosófica de Heráclito.

Su lugar principal de enseñanza era un sitio conocido con el nombre de "pórtico" cuya traducción seria la que finalmente terminaría convirtiéndose en "estoicismo", su enseñanza atrajo rápidamente multitud de seguidores, quienes serían los que más tarde se encargaría de difundir su mensaje tras su desaparición física.

Se sabe que el estoicismo fue la última gran escuela de filosofía de la antigua Grecia, y permaneció con profunda vigencia algunos siglos de la era antes de cristo y otros de nuestra era, cuando finalmente el emperador Justiniano, dio la orden de cerrar la última escuela existente a mediados del año 529 dc.

De sus textos más antiguos y el canon desarrollado

por sus principales discípulos queda poca evidencia, sin embargo se sabe que Zenón escribió grandes e importantes obras que de hecho en ellas estaría fundamentada toda la estructura de dicha escuela filosófica.

De sus discípulos más sobresaliente se conoció a crisipo quien resulta ser indudablemente el más resaltantes, de hecho fue quien dirigió la escuela estoica desde el año 232 ac hasta mediados del 208 ac año en el que falleció, este sería quien perfeccionara el canon estoico, y quien realizo profundamente las ideas de Zenón y las sistematizó, pero de todo esto lo que podría quedar en vigencia aún son algunos restos muy pequeños de alguno de sus escritos, de resto, este se perdió y no se tiene ningún registro de ello.

Por su parte el estoicismo está dividido en tres eras conocidas, la primera de ella la acabamos de mencionar de forma más o menos clara que sería conocida como el estoico antiguo y quien llevo dicha escuela seria crisipo, como ya hemos mencionado fue quien se encargó de dirigir dicha escuela entre el año 232 – 208 ac fue tan marcada e importante la participación de crisipo en la escuela estoica que se llegó a decir que sin crisipo no habría existido tal escuela filosófica, se puede argumentar entonces que uno de los más fuertes pilares y fundamentos de la estoica es la filosofía de crisipo.

Incluso otros pensadores futuros en su profunda admiración por crisipo llegaron a opinar "si *los dioses se ocupan de la dialéctica, utilizan la dialéctica de Crisipo"* se dice que este filosofo escribió más de 700 tratados sobre la lógica, ética y la física, sin embargo lamentablemente tampoco contamos con registros más que algunas pequeñas partículas de estos tratados realmente importantes para la historia del estoicismo.

Estoicismo medio.

Esta sería la parte intermedia en el proceso de evolución del estoicismo y su duración se encontrarían entre el siglo II y el siglo I ac Panecio de Rodas 180 – 110 ac sería uno de los mayores influyentes en el estoicismo medio, este introdujo en la escuela romana de la filosofía estoica algunas modificaciones entres la que se encuentran ideas platónicas y aristotélicas, su única finalidad al parecer era desarrollar un pensamiento más elevado de los ya planteado por los principios estoicos, de todo esto es donde surge la conocida tendencia ecléctica, es decir, un intento profundo por tratar de conciliar ideas y pensamientos de distintas corriente de pensamiento y de diversos sistema.

Mientras tanto Posidonio 155 – 51 ac fue otro de los grandes pensadores que le dieron forma al sistema de pensamiento de la escuela estoica para los periodos de le estoica media, la gran cantidad de tratados filosóficos le hicieron merecedor de mucha admiración para el momento, en Rodas inspirado en la figura de posidonio se fundó una escuela de pensamiento donde personaje de mucho renombre en varias oportunidades le fuero a escuchar personalmente,

Estoicismo nuevo o romano.

Este periodo está comprendido en la existencia de la escuela filosófica estoica en los periodos correspondiente al siglo primero hasta mediados del siglo tres de nuestra era , los personajes influyentes más destacados de esta era filosófica de la escuela de Zenón serian importantes pesadores como Séneca, Mufonio Rufo, Epicteto y Marco Aurelio.

2

ESTOICISMO, EPICUREÍSMO Y ESCEPTICISMO

*L*a filosofía estoica se puede resumir básicamente en un sistema de pensamiento que propone libertad plena del ser y su completa tranquilidad tan solo poniendo a un lado las comodidades materiales, es decir restaban algún tipo de importancia a las fortunas que se pudieran acumular en la vida, por su parte estos proponían el placer de vivir en una vida que estuviera completamente dedicada a la razón y la práctica y exaltación de las virtudes.

La filosofía estoica tenía una especial observación en la naturaleza del ser, y en esta enfocaba su manera objetiva o norma para evaluar las leyes y aquellos organismos sociales entre los que se encontraban también aquellos que formulaban dichas leyes.

Por su parte en la primera era del estoicismo, los estoicos antiguos se destacaron por dividir la filosofía en tres partes, que serían la lógica, la física y la ética.

- *La lógica:* los estoicos tenían una observación muy particular respecto a la lógica y estos tenían la tendencia de verla más allá de lo que normalmente podría verse, a sus teorías sobre la lógica le agregaban elementos de la epistemología (estudio de la naturaleza del conocimiento), la retórica (estudio de los procedimientos y técnicas de utilización del lenguaje), y la gramática (reglas y principios sobre el uso de las palabras), desarrollando de esta manera en lo concerniente a la lógica como método filosófico una lógica inductiva.

- *La física:* el estoicismo reflejo en el campo de la física su atracción por la física de Heráclito, estos proponen a la física como el estudio profundo de la naturaleza y esta la pueden considerar desde tres vertientes fundamentales, los seres divinos, los animales y los humanos, los estoicos asumen una óptica de la naturaleza como un fuego creador.

- *La ética:* la manera particular en que los estoicos observan la ética requiere especia atención, según estos al estar todo estrechamente ligado, los acontecimientos universales por su parte estaría determinados por el logos universal, y no tendríamos entonces otra alternativa que aceptar nuestro destino, la virtud, de la misma manera que el concepto del bien esta solo en vivir de acuerdo a la razón y evitar por todo medios las pasiones.

Entonces el pensamiento del estoicismo podríamos resumirlo en la expresión de su filosofía que manifiesta que "el sabio ideal es aquel que vive conforme a la razón, está libre de pasiones y se considera ciudadano del mundo".

Epicureísmo.

Por el lado del epicureísmo, se trata de una doctrina griega que surge años antes del estoicismo para mediados del siglo IV ac, cuyo nombre hace referencia directa a su fundador el filósofo Epicúreo,

La filosofía de Epicuro por su lado tiene como meta principal la búsqueda de la felicidad pero a diferencia del estoicismo esta se enfoca en la búsqueda de placeres de manera inteligente, las amistades entre correligionarios, y la práctica de la tranquilidad procurando la total ausencia de deseos y temores.

Por lo tanto los epicúreos maneja una filosofía muy práctica, para estos, la filosofía era asumida como una medicina para el alma, al estudiar la filosofía su enfoque es, que no se trataba de asuntos culturales, sino más bien para ser completamente feliz.

En cuanto a ideas como el alma los epicúreos tenían ideas muy particulares, estos asumían por tanto que el alma era parte del dominio físico, por lo tanto era mortal, en relación con la divinidad, epicúreo asumía una tendencia politeísta, creía fervientemente en la existencia de dioses cuya característica principal era el antropomorfismo y estos, según creía el filósofo, Vivian en lugares intermundanos, completamente felices y de espalda a los acontecimientos de nuestro mundo.

El escepticismo.

Por su parte el escepticismo es una corriente filosófica cuya premisa está en la duda de casi todo por no decir absolutamente todo, y digo esto justo porque existen muchas manos (mentes), detrás de esta filosofía, sin embargo podemos señalar como uno de sus promotores inicial al filósofo pirron uno de los fundadores de una de las dos escuelas de escepticismo que existían (la romana y la griega), este coloco la duda como el punto principal de la filosofía, una de sus frases más celebres fue, suspende el juicio.

El escéptico es aquel que pone en duda de manera tajante todo aquello que es asumido como verdad, una de las premisas del filósofo pirran era que este *"no afirmaba nada, solo opinaba"*, otra de las premisas más famosas del mundo del escepticismo es la frase de Sócrates "solo sé que no se nada"

3

PILARES FUNDAMENTALES DEL ESTOICISMO

*C*omo toda corriente o escuela de filosofía o en el dominio que sea, siempre existen una estructura fundamental que es donde se sostiene todo el edificio de ideas o teorías que sostiene dicho planteamiento, vamos a revisar cuales serían entonces esos pilares donde esta aparcada toda la estructura de esta escuela filosófica tan importante y resaltante en estos momento, donde sus ideas están siendo revividas por algunas escuelas de pensamiento moderna.

Ignorancia de la acción externa.

El primer paso que nos brinda esta escuela filosófica y que bien podría ajustarse a nuestra vida moderna, que desde luego seria de un aporte significativo para el moderno de la cultura que este sea, sin duda es esta, dejar de lado todo aquello que nos grita el mundo exterior, desde luego no se trata de ninguna manera que no tomemos en cuenta la posibilidad de escuchar algunas ideas a manera de concejos que los agentes externos puedan aportar, sin embargo dedicarnos a estar interesados en la vida, acciones y comportamientos de estos es una verdadera pérdida de tiempo, y más aún, de ninguna manera deben ser estos los que determinen cual será el rumbo por el que anduviera tu vida por sus opiniones sean cuales sean.

El mundo que nos rodea en la actualidad está repleto justamente de eso, de una exposición exagerada de vidas a través de un sinfín de mecanismos como por ejemplo redes sociales, que tienen como objetivo distraernos de nuestros propósitos de vidas y mantenernos en un profundo letargo haciéndonos participe de vidas ajenas y asumiendo roles en la propia basada en asuntos de prejuicios y patrones sociales realmente dañinos.

Ya había dicho marco Aurelio alguna vez: *"gastar ingentes cantidades de tiempo en especular acerca del vecino te distrae de la fidelidad a tu misión en el mundo, ya que implica una pérdida de oportunidad para realizar las tareas que mejorarán tu vida y la de la sociedad.*

De esta idea entonces se deprende una idea fundamental que debemos evaluar y no es otra que enfoque: mantenerte enfocado es una manera de decir, "quita la mirada de la distracción", una persona que conduce un auto debe estar plenamente concentrado y haciendo uso de todas su facultades para llegar al fin que desea, si este se deja atraer al punto de crear una fijación muy larga en asuntos externos fuera del camino, indudablemente se saldrá del carril.

Mantenerte enfocado te generará placer por el mismo hecho de saber que estás haciendo lo que te causa placer hacer, además, esto se puede traducir en un ahorro importante de recursos como por ejemplo el tiempo, que sin duda es un recurso completamente no renovable, tiempo perdido jamás volverá a ti.

Además de todo lo dicho anteriormente, mantenerte enfocado te puede ayudar también a optimizar lo que decidas realizar en la vida de manera que esto a lo largo del tiempo se ira traduciendo en excelencia, entonces, hay demasiadas cosas importantes en la vida por hacer, perder el tiempo no es una de esas opciones, enfócate y deja de lado todo aquello que te roba tu productividad o te mata el rendimiento.

Eliminación de lo superfluo.

Al parecer casi todas las civilizaciones antiguas, incluso en el mundo moderno aquellas que mantienen una conexión con las tradiciones anti-guas, han tenido como característica fundamental darle mucha importancia al tema de la muerte, sin embargo un el contexto occidental del siglo XXI por alguna extraña razón sentimos cierto temor cuando se nos habla de la muerte.

La razón es sencilla, este mundo moderno caracteri-zado por ser una sociedad altamente materialista, hemos aprendido a apegarnos profundamente al sistema corriente del mundo, sin recordar que algo hay verdaderamente seguro en la vida y no es otra cosa que la muerte.

Ser conscientes de esta gran realidad, de pronto incluso familiarizarnos con el tema de la muerte, nos haría ver lo fugaz que es la vida, hay que entender entonces que todo aquello carente de verdadero valor tanto para nosotros como para la sociedad en general, no debería de ninguna manera ser lo que ocupe la mayor parte de nuestras vidas.

Hemos sido diseñados por el mismo sistema en el que estamos envueltos a dedicar exagerada importancia a estos asuntos, dejando de lado aquellos que realmente son lo que aportaran felicidad y productividad al transitar por el que andamos.

Para hacer una correcta eliminación de esas cosas superfluas en nuestras vidas, evalúa la posibilidad de tomar algunas acciones que determinaran el éxito en este propósito.

1. *Identificación:* la tarea inicial será identificar cuáles son esas acciones, tareas o asuntos que estamos realizando en la vida que nos aportan cero beneficios y restan productividad en nuestras vidas. En un mundo tan severamente cargado de distracciones uno de los más significativos peligros que pueda enfrentar el hombre moderno es perder el tiempo.

Es que perder el tiempo es algo verdaderamente sencillo en la modernidad, ya nadie se dedica a construir relaciones sólidas, aprender un arte, o dedicar la vida a aquello que dejara un legado, todos o casi todos estamos en Facebook distrayéndonos en las falsas vidas que han sido programadas para contarnos con el fin de perder el tiempo.

1. *Planificación:* una vez identificada esas situaciones superfluas que son las que te están robando productividad, el siguiente paso a seguir ese este, elabora un plan de acción a través del cual puedas de manera sistemática ir dejando de lado eso que te roba la efectividad y hace tu vida menos productiva.

2. *Haz lo opuesto:* la manera más eficaz que existe para dejar de perder el tiempo, es efectivamente realizar aquello opuesto a lo que has venido haciendo, invierte ese tiempo que has estado dedicando a asuntos de poca productividad en asuntos más productivos.

3. *Da el primer paso:* bien dijo alguien *"un camino de mil millas comienza con el primer paso"*, podría parecer incluso necio anotar este punto en esta ocasión, si bien es cierto que un plan de esta categoría requiere acción, la gran verdad es que no todos lo

aplican, la procrastinación se ha convertido en el amigo de un gran número de individuos de la generación actual.

Planificar es algo que todos podemos hacer a diario, llevar a cabo dichas acciones, no necesariamente, estoy convencidos que casi todos iniciamos dieta, gimnasio, o mejores hábitos de alimentación en enero, ya estás en la siguiente navidad y nada ha sucedido.

No se trata de hacer un plan y no más, oblígate a dar el primer paso, los logros van sucediendo de manera progresiva, así que hazte metas cortas y procura de forma progresiva pero objetiva lograr eso que te has propuesto, no pierdas más tu tiempo.

Percepción de la realidad

Una corriente moderna muy en boga ha tratado de vendernos una idea cuyos principios podrían estar fundamentados en ideas reales y principios poderosos, se trata de una corriente conocida como la afirmación positiva, no es una negación a priori sobre la realidad que existe en dicha afirmación, lo que creemos es consecuencia de lo que pensamos, y culpable de lo que hacemos, de acuerdo, sin embargo de la corriente que ocupa en este momento es esa falsa corriente surrealista que trata de robar la capacidad de apreciar objetivamente las cosas como vienen sucediendo.

A esta acción que algunos quieren venderla como novedosa y positiva vamos a denominarla como el efecto avestruz, se trata de aquel inmenso ave que ante algunas situaciones particulares de su vida esconde la cabeza en un hoyo en el suelo intentado escapar de la realidad, desde luego esto no significa que a realidad no esté ahí.

Una declaración por sí sola no te aleja de una profunda verdad, y esa verdad no es otra que el ser consciente que la realidad está ahí y no se ha ido, tratar de ignorarla podría rayar en la necedad.

Negar que algunas circunstancias están sucediendo no resolverá el problema, el secreto está en saber que eso está ahí, saber que está sucediendo y tomar la acción correcta ante esa situación.

Digámoslo de otra manera: no se trata de la circunstancia, se trata de tu actitud ante la circunstancia la que puede ser realmente determinante, debemos aceptar en primer lugar que lo que está sucediendo es una realidad y en base a esto, es decir una percepción sincera de la realidad, asumir la actitud correcta, la que nos ayudara a salir del lugar, la situación o circunstancia por la que estamos atravesando, algunos pasos podrían ser interesantes y de fácil aplicación para salir de ello.

La escuela filosófica estoica asumió las emociones como pasiones, y este proceso teórico las dividieron en tres clases, buenas, malas y una tercera, indiferente.

Por su parte Marco Aurelio enseño que las emociones que puedan tener características destructivas solo podrían ser consecuencia de grandes errores en la manera en que los individuos podemos percibir el mundo, de manera que, todo consistiría en enfocarse justamente en estas emociones para aprender y llevar a tener un dominio absoluto de estas.

La dicotomía del control

Esto vamos a explicarlo de la manera más sencilla posible, hay cosa que podemos controlar y cosas que escapan de nuestras manos, en ese planteamiento transcurre esta teoría de la filosofía estoica, esta propone, si algo escapa de mis manos no tiene sentido que me preocupe por ellas.

Asumamos el caso hipotético que seas un músico

emergente y por fin logras tu primer contrato para presentarte frente a un escenario y un gran público, ensayas durante días y días, prepara tu mejor repertorio, diseñas tu mejor show y tienes todo completamente a tono para la presentación.

Una vez pasado todo el proceso y llega el día de la presentación, llegas a la hora y todo está preparado, pero justo al momento de iniciar el show ocurre un incidente técnico, por ejemplo se va la energía eléctrica.

Todo lo que estaba a tu alcance lo hiciste correctamente, la energía eléctrica escapa de tu dominio, por lo tanto no lo puedes solucionar, de acuerdo al estoicismo ponerte a llorar por esta situación resultaría un verdadero sin sentido, es más, juzgar tu autoestima y tu merito musical por una situación que en realidad estaba fuera de tu alcance es algo verdaderamente ridículo.

Entonces, lo que debemos observar de lo dicho, es que si algo que está saliendo mal está en tus manos está bien preocuparte y tomar el control para mejorar dicha situación, pero si eso escapa de tus manos no tiene ningún sentido que esté sufriendo por ello, el rey salomón expreso lo siguiente "... comamos y bebamos que mañana moriremos..." esta expresión encierra una enorme verdad, si la muerte es algo que no puedes controlar, ¿porque preocuparte tanto por ella?, esfuérzate por hacer lo que en vida puedes resolver y está realmente dentro de tus capacidades.

Reconciliación con el fracaso.

La idea moderna de ver los fracasos como una posibilidad de escalar, en asuntos de aprendizaje y desarrollo, en realidad no es tan moderna, los estoicos en sus postulados no se dejan tomar por sorprendidos ante las posibles "caídas" que pueden tener, de hecho, estos ven el llamado fracaso como una de las mejores oportunidades para aprender, esta actitud sin duda alguna es una excelente metodología para crecer como persona y avanzar fuera del estancamiento.

En realidad podemos decir que los fracasos solo podrían conjugarse como tal cuando llego solo hasta el fracaso, pero un "fracaso" del que te repones y decides avanzar sin detenerte, en realidad es un aprendizaje de verdadero valor.

Por esta razón, ante el fracaso las opciones son verdaderamente limitadas, de hecho solo tienes dos, perder por completo la motivación y sentarte a lamentarte, o aprender la lección e impulsarte para empezar de nuevo con mayor ímpetu, con un gran aprendizaje.

Superar una situación de fracaso es verdaderamente posible, pero más que eso una necesidad, ¿que debes hacer cuando estas en una situación que podría considerarse un posible fracaso?

1. **Practica la aceptación**: lo primero que debes hacer es aceptar que eso sucedió y que sea como sea se escapó de tus manos, ten siempre en la mente que aunque los fracasos no son la mejor circunstancia por la que puedas pasar, en la vida nada es perfecto y el fracaso es un posibilidad que está siempre latente para todos los seres humanos.

2. **Se auto misericordioso**: no te juzgues, no te culpes, perdónate a ti mismo por haber fallado, observa con atención la situación y crea consciencia de que todo en la vida es circunstancial, nada dura para siempre, ten paz contigo mismo, eso va a pasar y lo vas a superar.

3. **Recupérate**: debes pasar la página si porque si, mantenerte atado mentalmente a esa circunstancia, lo único que va a lograr es

generar temor e inseguridad para una posible segunda vez, debes perdonarte insisto, y ver el fracaso como algo normal, como parte de la vida, mantenerte aferrado a ese recuerdo, será solo una razón para mantenerte en un estado constante de frustración y ansiedad que lamentablemente no aportara más que la posibilidad de cometer nuevamente los mismos errores.

4. **Saca el mayor provecho**: tienes que lograr que eso se convierta en algo a tu favor, es decir, es momento de sacar partido de todo eso que te viene aconteciendo y volverlo a intentar a partir de la enorme experiencia que has adquirido.

Es así y solo así que los fracasos dejaran de llamarse fracasos, desde luego debemos reducir a su máxima expresión la posibilidad de reincidencia de los errores que llevaron a cometer el fracaso, pero dejar de intentarlo por el hecho de haber fracasado carece de todo sentido.

Respecto a lo anterior, encontramos una frase muy interesante, *"si no estás cometiendo errores es que no estas avanzando, pero si estas cometiendo los mismos errores es que no estas aprendiendo"* y en efecto, los fracasos son parte del camino pero solo (valga la redundancia) de quien camina, quien se pueda jactar de que no está cometiendo ningún error, es sin duda alguien que está en un estado de quietud, no está haciendo nada.

4

ACEPTA LO QUE ESTA FUERA DE TU ALCANCE

*Y*a mencioné en el capítulo anterior como el pensamiento del filósofo griego epíteto, enseño que aquello que se sale de nuestras manos no tiene por qué causar un efecto mayor en nosotros, de hecho en una magnifica frase este ilustre pensador manifestó lo siguiente *"si voy a morir, moriré cuando llegue el momento. Como me parece que aún no es la hora, comeré porque tengo hambre"*, en efecto, ¿Quién tiene el control sobre la vida y la muerte? La respuesta más practica a esta interrogante seria en todo caso ¿quién no tiene el control? Y la respuesta es ninguno de nosotros.

Un día una llamada telefónica de un amigo fue verdaderamente dura de escuchar, este me contaba la situación de salud tan fuerte de su padre, de hecho había sido desahuciado por la ciencia médica, los días de vida estaban contados para el papá de mi amigo y lo peor era que este, a pesar de la situación crítica de salud estaba completamente lúcido, mi amigo me contaba en medio de la desesperación que el peor trabajo que le correspondió en la vida fue tratar de convencer a su papa que aceptara la muerte con resignación, es que en realidad ni él mismo estaba dispuesto a aceptarla.

Tener que decir adiós a un ser querido para siempre, resultara en todo momento un acto de profundo dolor, el problema principal podría radicar en la característica moderna con la que relacionamos el tema de la muerte, alguien me decía hace muchos años, *"amigo, la muerte es parte de la vida"*, es imprescindible cambiar la manera en que nos relacionamos con el asunto de la muerte, sin embargo no es el tema en este momento.

Lo que se quiere reflejar con esta situación emocional tan profundamente triste como la que estaba atravesando mi amigo, era precisamente entender que no había forma de cambiar esa realidad, quien tiene el control de la vida y de la muerte es el único que podría hacer algo; todos tarde o temprano estaremos en una situación parecida, en la circunstancia que sea, todos algún día estaremos al borde del precipicio que separa la vida de la muerte.

Veamos algunos pasos sencillos que podrían servirnos como un pequeño método para enfrentar esas circunstancias que podrían escapar de nuestras manos de manera saludable.

- ***Despierta la conciencia:*** en primer lugar, ¿Qué es despertar? Sobre todo cuando lo enfocamos en la vida, despertar tiene dos características principales, desaprender, y luego aprender nuevamente, desprender es una de las cosas más difíciles que pueda existir, toda la estructura mental de toda una vida esta rígidamente grabada en tu mente.

Desaprender se trata prácticamente de romper con toda esa estructura mental que te has forjado durante toda la vida y que de hecho han formado el perfil de persona que resultas ser en este momento, entonces no es para nada una fácil tarea, pero si es necesaria para dar el paso del que estamos ocupados en este momento.

Despertar la conciencia entonces debe tratarse de dejar toda la estructura mental atrás y aprender a aceptar la vida tal como en realidad es, no verla con el filtro de los prejuicios que alguien pudo haber incrustado consciente o inconscientemente en la vida.

La conciencia podría definirse como un conocimiento que puede el ser humano tener de su vida, sin embargo en el sentido teórico más estricto del término podría estar limitado a ser conjugado en tiempo verbal pretérito, la conciencia debería tener una connotación más amplia no solo de lo que pasó, sino de lo que pueda pasar, del entorno, es decir tener un plano completo de lo que está a tu alrededor en términos de tiempo, espacio y circunstancia.

Cuando por ejemplo invitas a tu niño a ver una película, y esta resulta que podría tener algunas escenas con contenido no apto para menores, automáticamente se despierta la conciencia, estás alerta ante la posibilidad de la aparición de una escena inadecuada para tomar una acción.

Esa misma debe ser la correcta actitud del ser en la vida en su totalidad, que nada te tome por sorpresa, pueden suceder mil cosas ante un proyecto determinado, sobre todo asuntos que escapan de nuestras manos no dejes que esto arruine tu perspectiva de la vida.

- *No negar la realidad:* el estado de negación es el peor enemigo del individuo, sé que lo que diré a continuación podría ser juzgado de indolente, pero ante la situación de mi amigo habían dos posibles caminos, uno de estos el de aceptar que esta era la realidad pues a fin de cuenta todos algún día nos enfrentaremos a ello.

Aceptar *esa* realidad podría haber sido un buen motivo para disfrutar hasta el último momento de la vida a cada uno de esas personas que hicieron tu vida feliz, brindar el mayor amor que aun en vida tienes, ordenar cualquier cosas que hayas dejado pendiente, pero sobre todo disfrutar cada uno de esos últimos días que el creador te esta regalando de vida, pues a fin de cuenta es tu despedida, no volverás a ver nada de eso más.

¿Cuantas personas se fueron de este plano físico sin la mediana oportunidad de decir adiós a sus seres queridos? Muchos de nosotros posiblemente tuvimos que dar el último adiós a nuestros seres queridos sin haberlos visto partir, pues esta era la vía más adecuada que pudo haber adoptado.

El otro camino era el de renegar y pasar los últimos días de su vida amargado quejándose de una situación que si bien resulta dolorosa escapa de nuestras manos, no hay alternativas, tarde o temprano sucederá, cerrarse ante esa situación, negar lo que está sucediendo solo hará más duro el camino.

De nada sirve cerrar los ojos y tratar de creer que nada está pasando, la verdad es que si está sucediendo, ese problema si está ahí, debes ser consciente de ello y adoptar la posición correcta, asumir la realidad, eso de seguro generara menos dolor y por ende menos frustración.

- *Enfrentar tus miedos:* el miedo es un instinto natural de supervivencia que naturalmente poseemos todos los seres humanos, el miedo deberá ser algo en realidad positivo, pues a través del miedo podemos mantenernos alerta para poder actuar con eficacia ante ciertas eventualidades que podrían traducirse en peligro.

Sin embargo, un miedo fuera de control se convertiría fácilmente en un enemigo al acecho en nuestras vidas.

El miedo brinda ciertos beneficios, gracias a los miedos se despierta nuestra capacidad de análisis y podemos ver con mayor claridad ciertos objetivos en la vida. Es que tener miedo no necesariamente tiene porque estar mal, el detalle podría estar en qué hacer ante esa realidad de los miedos.

Ponernos cara a cara ante nuestros miedos es la única manera de poder sacara el mejor provecho de ellos, la verdad de todo esto es que un alto porcentaje de nuestros miedos surgen como consecuencia de situaciones no reales, podemos en algún momento estar llenos de temor basados en una suposición de algo que podría suceder y no objetivamente de algo que esté sucediendo, o que realmente haya un indicativo serio de que es algo que en realidad pueda suceder

- *Dale un mejor enfoque:* si en realidad tenemos la seguridad ya, y la conciencia de que es algo que escapa de nuestras manos, no tenemos alternativa, la mejor terapia entonces sería sin duda esta que estamos mencionando, debemos cambiar el enfoque de dicha situación.

Debemos aprender a desarrollar la capacidad de aceptar todo lo que sucede a nuestro alrededor que escapa de nuestras manos, si vas en tu automóvil rumbo al trabajo, y de pronto te encuentras en un embotellamiento, ponerte a gritar como un disociado y discutir con el chofer que está delante de ti, no mejorara la circunstancia, alguien podría decir, ¡ah, es que tú no tienes el jefe que tengo yo! Y en realidad es una gran verdad.

Sin embargo ¿que podría suceder, que te despidan?, eso también escapó de tus manos, no se trata de ninguna manera de tomarnos la vida sin responsabilidad, mira bien hacia donde me estoy dirigiendo, estoy hablando exclusivamente de las cosas en las que tú no tienes el control.

En lugar de ponerte a gritar, pelear y causarte un daño que podría degenerar en una ulcera estomacal, dale gracias a la vida porque te regalo un espacio para escuchar tu música favorita, cierra las ventanas de tu auto, enciende el aire acondicionado y pon la música de tu preferencia, es tu momento, es un regalo de la vida.

5

ENCUENTRA TU CAMINO Y AVANZA

*L*a estoicismo al igual que el epicureísmo, plateaban toda una estructura filosófica con algunas características semejantes y algunas en las que diferían, sin embargo una características que tuvieron en común seria encontrar el camino a la felicidad.

Todos estamos en la orilla de ciertos caminos que nos puedan ofrecer distintos destinos, nadie vino para mantenerse a la orilla del camino a ver como el mundo transita, ahora bien, no importa el camino que decidas tomar, solo debes asegurarte que este te conduzca a la superación humana.

La realización como fin de la superación.

Muchos filósofos que han tratado de interpretar este

tema de la realización han llegado a un acuerdo mutuo y es que todos concuerdan con asumir que la realización de un individuo está estrechamente ligado con la idea de ser feliz, de manera que podemos decir que el deseo de toda persona es sin lugar a dudas la felicidad, pero, ¿Qué es la felicidad?

En primer lugar vamos a enfocarnos en lo que no es la felicidad, la felicidad tiende a confundirse con ese estado repletos de sentimientos que en algunos momentos muy particulares los seres humanos podamos experimentar, sin embargo eso no necesariamente podemos llamarlo felicidad, pudiéramos estar frente a situaciones de alegría, excitación o apasionamiento amoroso.

La felicidad lleva un enfoque aún más perdurable en la vida, no se trata de experimentar algún sentimiento especifico, sino más bien se trata de un estado en el que se puede encontrar el ser.

La felicidad es paz, la felicidad es satisfacción, se trata de estar tranquilo casi que inamovible, porque cuenta con las garantías de sentir que esta donde y como quiere, que tiene el control de su vida, este sería entonces el objetivo de todo ser humano, llegar a disfrutar de excepcional estado de goce y disfrute, esta podría ser la puerta hacia la realización del ser.

Una persona que encontró la felicidad, que esta pleno, podría incluso enfrentarse a situaciones difíciles, que alguien sin la conciencia suficiente lo podría asumir como infelicidad, para este solo resulta un momento del transitar en la vida; la persona que está feliz camina entonces a pasos firmes y puede llegar a cualquier puerto.

La felicidad es el vehículo que te lleva a ese propósito de la superación, así como mencionamos en el capítulo anterior, el miedo y otros factores podrían ser los obstáculos más grandes que podría estar enfrentando en el camino hacia tu desarrollo como persona.

Dentro de la misma estructura estoica podríamos encontrar un alto número de indicativos del camino por el que debemos andar para garantizarnos una vida de mayores triunfos, una de las cosas que debemos recordar es quitar la fijación de agentes externos que en realidad no moldean nuestras vidas ni tienen nada que ver con la manera que vivimos, ya que lo que somos es producto únicamente de nuestras propias decisiones, por lo tanto hagamos hincapié en que se trata de nosotros mismo y de nadie más, por ello, se trata es de superarnos a nosotros mismos cada día, la competencia es conmigo no con nadie más.

- ***Mantén la vista puesta en un objetivo:*** nuevamente encontramos que todo se trata de enfoque, no debes perder el tiempo en cosas superfluas tal y como ya dijimos, el tiempo es nuestra mayor materia prima, nada podemos hacer sin tiempo, de manera que es una verdadera deshonra no darle el valor que en realidad tiene, el tiempo es invaluable.

Debes grabarte esto para siempre, cuando trabajas en alguna empresa no estas vendiendo tu conocimiento ni tu destreza, eso que haces de seguro alguien puede hacerlo y quizás mejor que tú, lo que en realidad estas vendiendo es tu tiempo, eso es lo que en verdad vale, así que si trataras a tu tiempo con la misma eficacia que lo hacen tus jefes sin duda tu vida sería mucho mejor.

De manera que, no pierdas de vista tu objetivo no tienes nada que estar buscando por otros lados, cuando tus objetivos están completamente claro tu enfoque debe mantenerse exclusivamente en ellos.

- *Elije bien tus relaciones:* ya decíamos antes que si supiéramos lo fugaz que es la vida aprovecharíamos más el tiempo, las relaciones incorrectas son un foco indudable de tiempo perdido, de distracción, esta premisa es tan cierta que aun en la biblia podemos leer *"las malas compañías corrompen los buenos hábitos",* aunque nos empeñemos en negar esto, la verdad es que las malas juntas no dañan tan solo a alguien que esté en el proceso de formación o que tenga algún tipo de debilidad emocional, la realidad de todo es que dañan incluso a aquel que ya tiene bien definido buenos hábitos en su vida.

- *Hazte responsable:* recuerda que todo aquello que está bajo tu dominio es de tu completa y absoluta responsabilidad, dentro de estos parámetro no debes culpar a nadie pues es solo tu decisión permitir que sucedan las cosas como vienen sucediendo, lo único aquello de lo que no podrás responsabilizarte pero por ende no deberás dejar que te aparte de tu propósito será de aquellas cosas que en realidad no son posibles alcanzarlas por ti mismo.

Decir que nada puede sucederte sin que esté en realidad bajo tu control en los términos ya entendidos, no sería para nada una exageración, es exactamente como se está diciendo, tu pasado en realidad podría ser consecuencia de algo meramente circunstancial, pero tu presente y tu futuro es tu decisión, vas a estar mañana donde decidas hoy que vas a estar.

De manera que decide avanzar, decide superarte y tomas las acciones para que mañana puedas disfrutar los beneficios de haber hecho aquello que soñaste.

- *Es hora de caminar:* que hermosos son los miles de planes y proyectos que tenemos todos en nuestras mentes, lo único que se hace verdaderamente triste es que ni el 5% de todas las personas del mundo con sueños y proyectos se atreven a dar un paso en pro de sus sueños.

Nada tiene sentido si soñamos y no planificamos, pero de nada sirve si planificamos y no avanzamos, debes hacer todo cuanto sea necesario para que ese sueño se convierta en una realidad, alguien dijo en una oportunidad, *"si lo puedes soñar, lo puedes hacer"*

Para comenzar a caminar debes considerar lo siguiente: una vez que tengas elaborado todo el enfoque de lo que quieres y a donde es qué quieres ir, deslastrado ya de toda esa cantidad de personas dañinas que detienen tu avance, y convencido que eres solamente tú el gestor y promotor de tu camino, entonces plasma tu sueño en un papel, elabora el plan de acción, fija fechas y metas claras y ahora da el paso, comienza a caminar en pos de tu superación personal.

6

TIEMPO, ORDEN Y ORGANIZACIÓN

*T*iempo.

Desde el momento en que nuestro pequeño corazón empezó a latir en el vientre de nuestras madres, estamos inmediatamente inmersos en uno de los elementos que estará presente durante toda nuestra vida y que será un recurso invaluable, ya hemos dicho antes algo al respecto sobre este recurso, desde luego que estamos hablando del tiempo, desde la concepción entramos en una línea recta que va de un punto "X" (la aparición de la vida) a un punto "Y" (la muerte) nacimos para morir, esto es una realidad invariable, desde que se da el milagro de la concepción empezamos a caminar rumbo a la muerte.

Cada día que pasa es un día menos que se nos descuenta del banco del tiempo, y esto no tienen rembolso, de manera que un día que hayamos perdido no habrá manera de recupéralo, no podemos darnos el lujo de perder tiempo en la vida, tenemos una sola de estas, y un solo número de horas por día, no hay tiempo que perder.

Lograr los objetivos de la vida de la mejor manera, se hace sin duda alguna aprovechando al máximo el tiempo, pero esto no va solo, la mejor manera, sino la única de aprovechar muy bien el tiempo y sacar lo mejor de nosotros en el menor tiempo posible requiere dos elementos adicionales, orden y organización.

El orden

Aunque pareciera una redundancia en realidad no lo es, ordenar y organizar son dos asuntos cercanos, se puede decir que son parientes pero no son los mismos.

El orden está referido al sistema o forma metódica en el cual se deben posicionar las cosas, como se nos enseñó en casa cuando éramos chicos, "cada cosa en su lugar", indudablemente, hablando de cosas más allá de la idea de objetos físicos o tangibles, cada cosa de la vida debe estar ubicada en su justo lugar, será la única manera de poder sacarle el mayor provecho al tiempo en nuestras vidas.

Cada cosa de la que ocupa nuestro tiempo debe ser considerado de la misma manera, incluso por orden de prioridades como ordenamos objetos, que es lo que vamos a realizar para superarnos, cual es el método que utilizaremos para lograr la superación personal, entonces demos orden, los estudios, la familia, mis necesidades básicas, los amigos el entretenimiento, etc.

Para poder descifrar de manera correcta la diferencia entre orden y organización veamos lo siguiente a manera de ejemplo: el orden sucede cuando le dijiste a tu hermanito menor una y otra vez que acomode su habitación, que elimine todas las cosas que están fuera de su lugar, y el en un acto de obediencia lo hizo como le indicaste, a eso llamaos "orden"

Más tarde en medio del orden le pides a tu mismo hermanito que te preste su compas para hacer una tarea pero este no la encuentra, normalmente habría estado tirado en cualquier rincón, pero ahora está todo en orden y no encuentra nada, eso es ser desorganizado, en pocas palabras hay orden pero desorganización.

La organización.

La organización hace mayor referencia a un método, una forma que decidimos de como lograr aquello que nos proponemos, primero creamos un orden en nuestras vidas, ya dejamos de lado las cosas superfluas, echamos a un lado a las compañías toxica, deje de perder tiempo e las redes y ahora lo comparto con mi familia, ya no me quedo como de costumbre perdiendo tiempo y dinero en la cantina, ahora paso tiempo de calidad con las personas que lo merecen.

¡Maravilloso! ahora corresponde crear un mecanismo, una forma metódica de darle ejecución a esas cosas que harán la diferencia entre el querer y el hacer, esto entonces se podría llamar organización.

La única manera de sacar el mejor provecho y de optimizar nuestro tiempo es esta, no hay más, orden y organización, de allí se puede desprender cualquier otra cantidad de situaciones o elementos pero de aquí podremos partir para lograrlo.

7

GESTIONA TUS EMOCIONES

*S*egún ya hemos visto, las emociones son expresiones muy personales que surgen de la interpretación individual de una realidad, cuando una situación particular es vista desde mi punto de vista como un elemento de peligro, entonces puedo interpretar que eso da miedo, y a raíz de mi interpretación entonces asumo una posición de miedo y tratado de escapar al peligro planteado por mis emociones.

Estas emociones podrían condicionar mis acciones si no las manejo con el debido cuidado que hay que tener, aunque esa reacción de miedo haya surgido por una situación externa que me llevo a esa conclusión, no es indicativo esto de ninguna manera que sea correcto eso que a través de mi percepción recibí.

Por esta razón es que se hace de suma importancia hacer una gestión correcta de nuestras emociones, no pueden ser las emociones que gobiernen nuestras vidas, debemos ser nosotros los que tengamos el control de nuestras emociones,

Una vez que dentro de tu orden de vida has decidido alejarte de un vejo "amigo" con el que por poco caes en el mundo del alcoholismo, y este reaparece apelando a esa amistad que durante muchos años han tenido no la puedes abandonar ahora, sería un acto profundo de deslealtad contigo mismo ceder ante las manipulaciones así haga que tus senti-mientos sea levemente movidos por dicho chantaje, es justo ahí que debes gestionar tus emociones, mantente firme ni siquiera ante las pretensiones de tu amigo, más bien de las pretensiones de tus emociones.

No se trata necesariamente que los sentimientos sean el enemigo, pero ellos no son lógicos, y en el sistema estoico premia la lógica por encima de los sentimientos, un sentimiento desenfrenado podría llevar a un individuo a cometer actos irracionales y comportarse como un completo animal que no utiliza un poco la cabeza.

De acuerdo a los postulados estoicos, las personas vulgares de manera natural cuando se encuentran frente a una impresión su reacción seguramente será expresada desde su vulgaridad, es decir no mostrara ninguna virtud, esto sería entonces esas pasiones desenfrenadas de las que hablamos.

El reto en definitiva es lograr un estado de tranquilidad dentro de las emociones, ante la primera impresión lo siga la interpretación y finalmente una acción acorde con esa interpretación lógica de dicha impresión.

8

ESTABLECE PRIORIDADES, CONSTRUYE TU SENDERO

*P*or lo general aquello que normalmente vivimos juzgando de falta de tiempo, podría no ser otra cosa que falta orden, según vimos en capítulos anteriores, la regla principal es establecer orden y organización en la vida, también mencionamos que de estas podrían desprenderse otras, y una de esas otras que hablamos la encontramos justo ahora.

Se trata efectivamente de establecer prioridades, la mejor manera de gestionar nuestra vida es esta, dando a cada cosa el justo lugar que merece, y esto además podría ser una señal que le envías a cada elemento particular de tu entorno o tu vida, el verdadero valor que eso tiene para ti.

Si eres un empleado que le corresponde pernoctar en tu área de trabajo durante una semana digamos que por ejemplo la distancia sería una razón, trabajas en una ciudad fuera de la tuya, y tras siete días de ausencia tu primera acción es irte a la calle a tomar tragos con los amigos, y en ultima instancias tomas un tiempo para dedicárselo a los tuyos, ya sabemos que orden de prioridad tienen ellos en tu vida.

En busca del sendero de tu vida, de ese rumbo que quieres darle para lograr llegar a ese punto donde quieres llegar en la vida debes igualmente dar una posición a cada cosa en tu caminar, enfocado en función del orden que diste a cada una de esas cosas.

Enfócate en ese orden de prioridades y busca con ahínco lograr cada una de las metas que te has propuesto alcanzar en el tiempo. Sigue estos cortos consejos.

- *Prepara tu lista.* Has una lista sin ningún orden especifico de todo aquello que debes hacer o conseguir para llegar a tu meta, incluye todo no olvides ningún detalle.
- *Has la selección:* selecciona ahora cada una de las que son completamente posible realizar por tus propios medios, luego tacha aquellas

que escapen de tus manos que estén fuera de ti dominio, es decir que tu no puedas realizar por esfuerzo propio.

- *Enumeración:* ahora enumera según tu orden de prioridades anteponiendo desde luego aquellas que están en primer lugar hasta la última de las tareas y obligaciones.

- *Marca la diferencia entre lo importante y lo urgente:* lo importante es aquello que puedes ir realizando y que de manera progresiva te ira acercando a tu propósito, mientras que lo urgente podría tratarse de una tarea sin realizar cuya fecha de caducidad esté a punto de perderse.

Un pequeño ejemplo de lo que digo lo podemos encontrar en una situación particular a modo de ilustración, suele suceder mucho en los restaurantes en el departamento de cocina, cuando una orden entra esta se encuentra estructurada posiblemente en entrada, plato fuerte y postre, al salir la entrada de un pedido el chef se enfoca en el plato fuerte del mismo pedido, pero suele suceder que ingresa otro pedido con la misma estructura.

Si analizamos esta situación y lo adaptamos a este principio encontramos que el plato fuerte del primer pedido es lo importante, pero la entrada del segundo pedido seria lo urgente

- ***Ponte en acción:*** no resta más que ponerte en acción, el que estos propósitos sean perfectamente posible dependerá solamente de ti.

ENFÓCATE EN TU OBJETIVO

*E*nfocarse no se trata solo de tener una perspectiva de algo, alguien pudiera decir que está enfocado porque tiene una fijación en la mente respecto de un objetivo que este desea llevar a cabo, aunque sí, es necesario fijarse hacerse una imagen mental de eso que quiero es uno de los mecanismos que podrían generar un impacto positivo para mantenerme atento de eso que tanto deseo, pero la verdad es que ese es solo uno de los primeros pasos, una vez que ya te has hecho la imagen mental a través de todos los mecanismos que hemos hablado durante los distintos capítulos, ahora debes llevar esto al plano físico, debes convertir esto en una realidad.

En primer lugar en una realidad latente, es decir sácalo de tu mente, escríbelo, dibújalo, tráelo al plano real, míralo todos los días, obsérvalo al levantarte, al acostarte, y dispón cada día el recurso que sea preciso para que ese sueño se pueda convertir ahora si, en una realidad palpable,

El estar enfocado permite que haya una cohesión en las ondas del cerebro y generen la estimulación necesaria, además es una manera excelente de priorizar día a día los recursos que debes aplicar para lograr eso que te has propuesto, entre otras cosas gastas menos energías en cosas innecesarias, ya que mantienes tu mirada puesta en el centro de lo que deseas, pero sobre todo optimizas los recursos, no se desperdicia nada, todo está directamente orientado en cumplir la meta.

Estar enfocado además de llevarnos por el sendero de la realización y brindarnos ese inmenso placer que nos podría ofrecer la felicidad del logro obtenido; durante el proceso en el que vamos luchando por alcanzar aquello nos brinda también ciertos beneficios:

- Está comprobado que estar enfocado genera

grandes estados de placer en el individuo, esto como efecto de la cohesión que hay entre sus pensamientos y sus acciones.

- Como acabamos de mencionarlo esto es un beneficio de los mejores que te pueda brindar y es el ahorro de tus recursos, hay menos desperdicios de ellos

- De igual forma ahorras energía, ya que no estás dando golpes al azar a ver que podrías lograr medianamente que te haga aliviar la conciencia de los logros en la vida, sino que está enfocado en las energías precisas para lograr eso que has decidido.

- Generas una gran experiencia que se puede traducir indudablemente en logros futuros

Unas de las maneras más prácticas de estar enfocados y no perder el rumbo en el proceso, es mantenerte muy activo en la visión del aquí y el ahora, no pierdas la mirada del presente, así tendrás en total claridad todo lo que has logrado hasta ahora y lo que resta por andar, la imitación suele ser un buen mecanismo para generar un impacto en ti durante el proceso.

Sobre todo ten en cuenta algo, esta gran meta que

deseas alcanzar puedes subdividirla en pequeñas metas de fácil alcance, justamente todo esto que estamos observando de manera amplia lo podrás ir experimentando en pequeñas dosis día a día.

El enfoque está profundamente relacionado con el carácter, el carácter es una cualidad del que se puede obtener producto del esfuerzo, el dominio de las pasiones, y el autocontrol en relación con los temperamentos, cuando desarrollas el carácter, estas irremediablemente condenado a obtener lo que tanto has soñado.

El carácter te ayudara a determinar lograr esos que te has propuesto, no existe barrera en el camino al logro consecutivo de sus objetivos como camino a la meta final para aquel que ha logrado formar el carácter, ahora bien, he aquí (el carácter) uno de los regalos fundamentales que puede otorgarnos el estoicismo.

Tener una observación clara, objetiva y poco sentimental de los hechos puntuales de la vida que pueden ser percibidos emocionalmente como dolor, seria el remedio más efectivo para formar el carácter, tal y como el caso contado en otros capítulos del padre fallecido de mi amigo, podría prepararlo para eventos futuros y no dejar que una eventualidad como esta le aparte su mirada del objetivo, un sentimiento desenfrenado podría sumir a una persona en un estado profundo de depresión, negación y sufrimiento, mientras que una persona estoica ha dado lugar al aprendizaje de los hecho corrientes de la vida para formar el carácter y salir airoso en la consecución de los objetivos planteados y finalmente pasar al lugar que todos queremos llegar pero solo los disciplinados logran.

Disfruta el momento

Es el punto clímax, es el premio mayor de la educación de los sentidos de la formación eficaz del carácter, es el momento de celebrar el propósito alcanzado, la felicidad, tal y como decíamos antes es exactamente eso, ese estado de paz que disfrutas cuando sabes que tienes el control de tu vida cuando comprendes que eres el dueño de tus actos, dueño de tus decisiones, pero dueño igual de tus resultados que serán sin duda alguna consecuencia de la constancia.

Lo mejor de todo esto lo encontramos en una frase muy escuchada hoy en día: *"los logros te vuelven esclavos de siempre alcanzar un logro mayor"*. Esto sin duda es lo mejor de todo, que no todo queda ahí, cada vez que logras un objetivo en la vida se vuelve el mejor motivación para alcanzar otro, y ese otro de seguro será un excelente motiva para volver a empezar, piensa en grande, sueña en grande, este es el único motivo de lograr cosas grandes.

CONCLUSIÓN

"somos forjadores de nuestro propio destino" esta frase encierra un excelente principio que se desprende de todo lo que acabamos de aprender, observar con atención muchos de los principios que nos dejó una escuela tan productiva como resultó ser la escuela filosófica estoica, como vimos aquí cada uno de sus hombres que fueron impulsores de ellas nos dejaron un legado maravilloso de pensamientos, que en este momento histórico que estamos viviendo, puede convertirse en una herramienta maravillosa para encaminarnos rumbo a la liberación.

Es que la liberación del hombre no se trata de una expresión romántica que podemos utilizar como mantra para alcanzar algo, hablar de la liberación es preciso hablarla desde el ideal de la conciencia, lamentablemente el hombre de hoy posee cadenas que los mantienen atados a estados de prisión mental que pueden, como efectivamente lo hace, limitar nuestras capacidades.

Tal y como vemos, al comprender los pilares fundamentales del estoicismo llegaremos a un nivel superior en nuestra condición humana que por demás esta decir se encuentra completamente empastada todo un sistema mundano materialista, que nos arrojó a un lado del pensamiento profundo.

Ese materialismo es el causante de la negación humana, es el que genera ese sentido de culpa ante el fracaso, pese a que muchas veces eso a lo que llamemos fracaso podrían ser eventos corrientes del transcurrir de la vida y que en muchas oportunidades no podemos controlar, tal y como lo meditaban estos grandes pensadores *"seria ridículo sentirse culpable si luego de mucha practica con el arco y la flecha, muchos tiros realizados al blanco y una excelente preparación se vean frustrado todo el esfuerzo porque en el momento del tiro crucial algún agente externo como por ejemplo una ráfaga de viento desvíe nuestra flecha del blanco"* (paráfrasis personal).

No todo está en nuestras manos, no todo es producto del mucho o poco esfuerzo, algunas cosas son incontrolables, por ello debemos mantener una actitud de templanza ante esas circunstancias y tal como ya vimos pese a todas ellas debemos avanzar y encontrar nuestro camino.

Por esta misma razón entonces nos encaminamos a sacar mayor provecho de lo que sí está a nuestro alcance, de lo que sí está en nuestras manos y que son de alguna forma esos recursos que debemos aprender a valorar como por ejemplo "el tiempo", ya lo hemos dicho y cuando estamos cerca de despedirnos se hace realmente preciso reforzarlo, "el tiempo es invaluable" nunca podrás comprar un extra del tempo que te ha sido asignado, por ello debes sacar el mejor provecho del que te ha sido otorgado por la vida.

Dejemos atrás entonces el desorden que podría tener apariencia de normalidad en nuestras vidas, creemos el hábito del orden y la organización, esto es sin duda la mejor manera de optimizar nuestro tiempo y sacar provecho de él, desde luego, si es que optimizar nuestro tiempo a través del orden y la organización será el principio para enfocarnos en objetivos productivos y verdaderamente alcanzables, y enrumbarnos por el sendero que nos llevara irremediablemente a obtener como beneficio un disfrute pleno de nuestro mayor regalo, la vida.

TERAPIA COGNITIVA DEL COMPORTAMIENTO

DESCUBRE CÓMO DESPEJAR TU CEREBRO CON LA TCC. APRENDER A SUPERAR EL MIEDO Y LA ANSIEDAD, LA DEPRESIÓN Y LOS PENSAMIENTOS NEGATIVOS CON INTELIGENCIA EMOCIONAL Y ESTRATEGIAS DE AUTODISCIPLINA

INTRODUCCIÓN

En la psicología existen distintos enfoques terapéuticos. Cuando un paciente acude a un terapeuta para que le ayude y oriente, luego de la primera consulta, descubre que hay terapias psicológicas que son científicas y han demostrado ser eficaces. Dentro de estas, se encuentra la terapia cognitivo conductual.

Se puede definir como la aplicación clínica de la ciencia de la psicología, que se fundamenta en principios y procedimientos validados empíricamente.

El objetivo de este tratamiento es la conducta, en sus distintos niveles, cognitivo, fisiológico y emocional.

La terapia cognitivo conductual (TCC), considera que la persona tiene responsabilidad en los procesos que padece y puede ejercer control sobre ellos.

La TCC pone el énfasis en los determinantes actuales de la conducta, empero, tiene en cuenta los elementos de la historia de la persona que explica el por qué se está dando la situación actual.

Aunque se consideran elementos del pasado, la terapia se orienta al presente y tiene como meta alcanzar objetivos concretos y reales.

La TCC cuenta con técnicas y programas específicos para diversos problemas y trastornos, cuya aplicación tiene un tiempo limitado en comparación con otras psicoterapias a largo plazo. Una de sus características es ser una terapia de tiempo limitado.

Las terapias, su historia, las aplicaciones y la importancia de la TCC, será tratada en este trabajo a continuación. Conozca cómo influye la Terapia Cognitivo Conductual en las condiciones que puede estar sufriendo un paciente.

1

ASPECTOS BÁSICOS DE LA TERAPIA COGNITIVO CONDUCTUAL

¿Qué es la Terapia Cognitivo Conductual?

La Terapia Cognitivo Conductual, es un tipo de terapia del habla, es decir psicoterapia. Es tratada por medio de un asesor de salud mental, como un psicoterapeuta o terapeuta.

La Terapia Cognitivo Conductual, ayuda a que se tome conciencia de los pensamientos imprecisos o negativos, para que se puedan visualizar las situaciones con mayor claridad y se puede dar una respuesta más efectiva.

La TCC es una herramienta sumamente útil, sea que se utilice sola o en combinación con otras terapias, para tratar trastorno de salud mental como la depresión, el trastorno de estrés postraumático (TEPT) o trastornos en la alimentación.

Empero, no todas las personas que son beneficiadas en la Terapia Cognitivo Conductual padecen de una enfermedad mental. La TCC es una herramienta muy buena para ayudar a cualquier persona a aprender a manejar mejor las situaciones que tiene en su vida.

Motivo por el que se hace la TCC

La Terapia Cognitivo Conductual, se usa para tratar una amplia gama de problemas. Frecuentemente es el tipo preferido de psicoterapia, porque ayuda a identificar con más rapidez las fuentes de los conflictos. Generalmente exige menos sesiones que otros tipos de terapias y se hace de manera estructurada.

La Terapia Cognitivo Conductual, es eficaz para abordar desafíos emocionales. Por ejemplo puede ayudar en estas situaciones:

- Controlar síntomas de una enfermedad mental.
- Prevenir recaídas en los síntomas de una enfermedad mental.

- Tratar una enfermedad mental cuando los medicamentos no son la opción ideal.
- Aprender técnicas para lidiar con situaciones que generen estrés en la vida.
- Conocer maneras para controlar las emociones.
- Solucionar conflictos en las relaciones y dominar nuevas maneras de comunicarse.
- Enfrentar el dolor o las pérdidas.
- Superar traumas emocionales relacionados con el maltrato o la violencia.
- Enfrentar una enfermedad médica.
- Controlar los síntomas crónicos.

Además se pueden mejorar trastornos de la salud como estos:

- Depresión.
- Trastornos de ansiedad.
- Fobias.
- Trastorno de estrés postraumático.
- Problemas del sueño.
- Trastornos alimenticios.
- Trastornos obsesivo-compulsivos.
- Trastornos con el consumo de estupefacientes.

- Bipolaridad.
- Esquizofrenia.
- Trastornos sexuales.

La TCC en muchas ocasiones muestra más eficacia cuando se combina con otros tratamientos, como antidepresivos y medicamentos. Esto va de acuerdo a las estrategias que utilice el psicoterapeuta.

Breve historia de la Terapia Cognitivo Conductual

La TCC fue creada en los años sesenta, por un psiquiatra llamado Aaron Beck. Él estaba haciendo psicoanálisis y en un momento se percató que durante sus sesiones analíticas, los pacientes tendían a tener un dialogo interno en sus mentes, como si hablaran consigo mismos.

Solo se veía un fragmento de este tipo de pensamientos.

Beck vio que el vínculo entre los pensamientos y los sentimientos era muy importante.

Inventó el término "pensamientos automáticos" para estos pensamientos llenos de emociones que podían aparecer en la mente. Además descubrió que las personas no siempre estaban conscientes de estos pensamientos, pero que podían aprender a identificarlos e informarlos. Si una persona sentía tristeza por alguna razón, los pensamientos solían ser negativos, ni reales ni útiles.

Beck confirmó que identificar esos pensamientos era clave para que el paciente pudiera superar sus problemas.

Lo llamó terapia cognitiva, debido a la importancia que le da al pensamiento, ahora se le conoce como Terapia Cognitivo Conductual porque la terapia también aplica técnicas conductuales.

El equilibrio entre los elementos cognitivos y conductuales varía entre las distintas terapias de este tipo, pero todas se incluyen bajo el término genérico de comportamiento cognitivo.

Ha sido aplicada con pruebas exitosas a nivel científico en distintos lugares y ha servido para gran variedad de problemas.

Beneficios de la Terapia Cognitivo Conductual

Estos son los grandes beneficios que ofrece la TCC, tanto ella como en comparación con otras terapias psicológicas:

Tiene características únicas

Las características de este tipo de terapia, se basan en tener ventajas por sobre otras. Aquí el terapeuta puede ver cuáles son las condiciones y mantenimiento de la relación entre los pensamientos irracionales y las conductas no adaptativas.

Ayuda a conseguir metas concretas y muchas técnicas que ayudan a reestructurar los esquemas mentales y a conseguir soluciones a diversos conflictos.

Está orientada a atacar el síntoma de manera directa, delimita el número de sesiones y el tiempo que se gasta en cada una de ellas, puede variar de acuerdo a cada caso.

Evidencia científica

Se basa en criterios medibles y empíricos, utiliza diseños de investigaciones como los estudios análogos, los ensayos clínicos y el estudio de casos, esto se une a los avances en neurociencias como la neurología o la neuropsicología.

Es la más eficaz para una gran cantidad de trastornos

Actualmente por el contexto histórico en el que se vive, donde todo va a ritmos acelerados, el estrés, la competitividad, la presión que ejerce en el estilo de vida, los problemas como la ansiedad y la depresión, suelen ser los más tratados con la TCC.

Es el tratamiento de primera elección para la mayoría de trastornos

Es la primera opción para una gran cantidad de trastornos mentales no psicóticos.

Especialmente en los trastornos de la depresión, la ansiedad generalizada, los trastornos obsesivo-compulsivos, trastornos somáticos, de pánico, de alimentación, conductuales en los niños, fobias sociales, fobias específicas y hasta trastornos del sueño.

Ofrece eficacia a corto y largo plazo

Es efectiva y se abandona menos que otras terapias, no tiene riesgos definidos o contraindicaciones como con los medicamentos farmacológicos o neuroquirúrgicos.

2

ANSIEDAD Y DEPRESIÓN

¿Qué es la ansiedad y cuáles son sus síntomas?

La ansiedad es un mecanismo de defensa del cuerpo. Es una alerta ante situaciones que se consideran una amenaza. Es un mecanismo universal que se da en personas, es normal, es fácil de adaptarse, mejora el rendimiento y la capacidad de anticipación y respuesta.

Su función es movilizar al organismo y mantenerlo alerta para actuar ante esas presuntas amenazas. Empuja a que se tomen medidas pertinentes como huir, neutralizar, atacar, adaptarse o afrontar, depende de la situación.

El peligro viene por la obstaculización de cualquier

deseo clave para nosotros o por la degradación de estatus o logros ya conseguidos. El ser humano desea lo que no tiene y quiere mantener lo que ya tiene.

Como se puede ver, la ansiedad es un mecanismo de adaptación, es útil, funcional, no representa problemas de salud.

Pero en algunos casos este sistema se altera y termina causando problemas de salud y en vez de ayudar produce afecciones que incapacitan. ¿Cuáles son los factores que influyen en que un mecanismo natural del cuerpo pase a ser un problema?

Factores que lo predisponen

- Factores biológicos, algunos de ellos genéticos.
- Factores de personalidad, la manera en la que se maneja el estrés y los estilos de vida.
- Factores ambientales, el aprendizaje, los contextos y apoyos sociales.

Factores activadores o desencadenantes

- Situaciones o sucesos que se han vivido y desbordan las capacidades de tolerancia.

- Sucesos vitales con consecuencias graves que exigen adaptarse a la situación.
- Obstáculos para alcanzar logros o mantenerlos.
- Consumir drogas o estimulantes.

Factores de mantenimiento, ligados a la propia ansiedad

- Tenerle miedo al miedo.
- Pérdida de condiciones o facultades por la misma ansiedad
- Soluciones que resultan contraproducentes.
- Problemas que se originan gracias a la propia ansiedad.
- Afrontamiento insuficiente o erróneo de los problemas que originan la ansiedad.
- Establecer mecanismos de fobias que se dan por una combinación de la ansiedad y otros problemas durante un periodo de tiempo.

Síntomas

Los síntomas que muestran el estrés son muy variados, se puede clasificar en diferentes grupos:

Físicos

Palpitaciones, opresión en el pecho, taquicardia, temblores, falta de aire, nauseas, molestias digestivas, nudo en el estómago, vómitos, rigidez muscular, sensación de mareo, hormigueo, inestabilidad.

Si la ansiedad es muy alta puede afectar la calidad del sueño, la respuesta sexual y la alimentación.

Psicológicos

Agobio, sensación de peligro o amenaza, inquietud, inseguridad, ganas de huir o atacar, temor a perder el control, recelos, sospechas, temor a morir, temor al suicidio.

De conducta

Se mantiene un estado de alerta e hipervigilancia, problemas para actuar, dificultad para estar quiero, posturas cerradas. Estas conductas se acompañan de una capacidad motora limitada y un lenguaje corporal errático. Con movimientos de las manos torpes, la mandíbula apretada y expresión facial de asombro o crispación, entre otros síntomas.

Intelectuales y cognitivos

Tiene dificultades de atención, concentración, memoria, descuidos constantes, despistes, preocupación extrema, negatividad, pensamientos distorsionados, rumiación, incremento de las dudas, sensación de confusión, tendencia a recordar solo lo malo, se sobrevaloran los pequeños detalles que no son favorecedores, excesivamente tendiente a la sospecha, malas interpretaciones, susceptibilidad, entre otros.

Sociales

Irritabilidad, dificultad para empezar conversaciones o hablar demasiado, bloquearse, ensimismamiento, dificultad para expresar las opiniones propias, temor excesivo a conflictos.

Los síntomas varían de persona a persona, algunos pueden presentar un síntoma de una manera desproporcionada mientras otros apenas si lo sienten.

No todos tienen los mismos síntomas. Cada persona, según su predisposición biológica o psicológica, se muestra con más vulnerabilidades ante algunos síntomas.

¿Qué es la depresión y cuáles son sus síntomas?

La depresión es una enfermedad que afecta la mente y el cuerpo, produce cambios a nivel del sueño, la alimentación, y la percepción que se tiene de sí mismo en general.

La depresión no es una señal de debilidad ni es algo que se elija sentir. Ella va más allá del sufrimiento normal, si se está deprimido se tienen algunos síntomas que pueden durar semanas, meses y hasta años si no se sigue el tratamiento adecuado.

Estos son algunos de los signos y síntomas de la depresión:

- Tristeza, ansiedad o una sensación permanente de vacío incluyendo el deseo de tener relaciones sexuales.
- Pérdida del interés en actividades que causen placer.
- Falta de energía o fatiga.
- Pérdida del apetito con pérdida de peso o aumento del apetito con aumento de peso.
- Problemas para dormir, problemas para mantener el sueño o dormir demasiado.
- Pérdida de la expresión emocional, emociones aplanadas.
- Sentimientos de falta de esperanza, pesimismo, culpa o inutilidad.
- Retraimiento social.

- Problemas para concentrarse, recordar o tomar decisiones.
- Ser irritable.
- Problemas físicos constantes como jaquecas o cefaleas.
- Problemas digestivos, dolores crónicos que no responden al tratamiento.
- Pensamientos o ideas de suicidio, incluso intentos o autolesiones.

La depresión se acompaña de ansiedad y dificultades para las relaciones familiares, amistades y a nivel laboral.

Algunos de los síntomas comunes en niños son los problemas de conducta; la irritabilidad en los adolescentes; y el retraimiento, apatía o ideas delirantes en las personas mayores.

La depresión incluye procesos biológicos y síntomas físicos que son frecuentes:

- Sensación de tensiones internas.
- Pérdida de peso por la reducción del apetito.
- Falta de deseo sexual.
- Dolores del abdomen.
- Mareos.

Las personas que tienen depresión, en muchas ocasiones reconocen primero algunos síntomas físicos. Aunque en ocasiones no los toman en cuenta o no los relacionan con cuadros de depresión. Además las molestias del cuerpo, por ejemplo un dolor de espalda es normal que sea más agudo cuando se tiene depresión.

Aunque los síntomas físicos están presentes en dos tercios de las personas que padecen depresión, a veces es más difícil para el médico de atención primaria establecer una relación.

Factores de riesgo para la ansiedad y la depresión

Hay diferentes circunstancias que ayudan a que se desencadene la depresión, los principales factores son estos:

- Haber sufrido episodios depresivos.
- Tener antecedentes familiares.
- Soledad.
- Estrés constante.
- Pérdida de seres queridos.
- Problemas para relacionarse con otros.
- Situaciones conflictivas en el entorno.
- Haber sufrido traumas físicos o psicológicos como abuso sexual o maltrato físico.

- Padecer una enfermedad física o problemas crónicos de salud.
- Consumo de medicamentos.
- Consumo de drogas o abuso del alcohol.
- Depresión postparto, por culpa de las hormonas y las sensaciones por las nuevas responsabilidades.
- Tener personalidad con extrema inseguridad, dependencia, hipocondría, perfeccionismo, etc.

3

CLAVES PARA APROVECHAR MEJOR LA TERAPIA COGNITIVO CONDUCTUAL

*T*razar objetivos entre terapeuta y paciente

Cuando se comienza una sesión con el terapeuta, se tienen que trazar una serie de objetivos para conseguirle sentido a la terapia y que la relación entre el paciente y el terapeuta se dé de manera satisfactoria con las técnicas de TCC.

Para que esto sea posible, lo primero que hay que hacer es crear un ambiente de comodidad en las sesiones, especialmente para el paciente, debe establecerse un feeling. De esta manera se puede aprovechar mejor el tiempo y hablar sin preocupaciones.

Hay que abrirse a esa persona y relajar el control sobre el discurso, el profesional que está delante no tiene la tarea de juzgar, sino de oír y sugerir y por supuesto tratar. Se puede tener la tranquilidad cuando se habla con el profesional, ya que estos se rigen por el secreto profesional, de manera que nada de lo que se cuenta sale de allí.

No hay que tener temores de tratar temas difíciles o que causen vergüenza, la función no va a ser la de acusar o hallar culpables, sino la de liberar las cargas e identificar las afecciones que se padecen para hacer más liviana la sensación.

Los psicólogos han desarrollado el oído, tienen la tarea de escuchar y cuentan con las herramientas necesarias para conseguir las respuestas a las preocupaciones y buscar las soluciones con la terapia adecuada.

Los profesionales están preparados para oír cualquier cosa y para ser capaces de dejar la vida de ellos fuera y poderse centrar en la consulta y en lo que dice el paciente.

Por ello es que es importante establecer los objetivos con el terapeuta y ser abierto desde el inicio, para que éste desde su posición sepa las medidas que va a tomar.

El terapeuta debe ser un buen escucha y además

neutral, cada terapeuta es una experiencia, como paciente se puede elegir el que más comodidad ofrezca y que tenga planes para la consulta más allá de escuchar y ganar una compensación económica.

Ser honesto en cada sesión y consigo mismo

Hay que ser totalmente honesto en las sesiones con el terapeuta, porque este es un espacio donde hay que abrirse totalmente.

Si se tienen ganas de llorar se llora, sin represiones. El espacio en la consulta es un momento donde se debe ser liberado, se puede ser quien se quiera ser, sin miedo, sin pensar en lo que pensará el terapeuta.

Los psicólogos están entrenados para lidiar con las expresiones emocionales ajenas, abrirse totalmente es beneficioso para la terapia, ya que el terapeuta tiene una paleta de información de eso que estás expresando verbal y no verbalmente. Hasta el descontrol emocional es una fuente de información.

El psicólogo no es una figura de autoridad moral, así que se puede ser sincero.

No tiene sentido que se le mienta al psicólogo, por supuesto se es libre de hacerlo, pero eso solo va a hacer que se ralentice todo y no se desarrolle la terapia como debería.

No se trata solo de explicarle las intimidades, algunas se pueden guardar, pero lo que no se debe hacer es mentirle.

Si se ha tenido una amante y el psicólogo lo pregunta no hay que responder que no, el psicólogo no juzga ni hace evaluaciones morales, el psicólogo ayuda a que se comprenda mejor cada emoción.

Además de la honestidad se le debe preguntar cualquier duda que quede de las explicaciones del terapeuta, algunos pueden hablar en un lenguaje técnico que puede no ser comprendido. No hay que quedarse con dudas, la idea de la terapia es aclarar, no ensombrecer.

Si no se comprende algo, el psicólogo lo explica mejor y evalúa hacía dónde va yendo la terapia, el paciente tiene el derecho de pedir explicaciones y entender totalmente los pasos para lograr su curación. Especialmente cuando empiezan a tratar con la TCC y no comprende inicialmente de qué se trata.

Lo que pasa en la consulta se queda en la consulta. El psicólogo se debe a la ética y al secreto profesional, el paciente también debería hacerlo, no solo lo que pasa en la consulta, sino lo que sucede mientras se espera, incluso en la sala de espera.

El mundo es pequeño, no sería de extrañar que personas que se conozcan se consigan en una sala de espera de un psicólogo, si es el caso, hay que ser discreto y no decir a otros a quién se ha visto por allí. Es parte del proceso de ser paciente.

Mantener la motivación y puntualidad en cada sesión

Todos tenemos compromisos que se pueden presentar a última hora, pero no por ello se tiene el derecho a ser impuntual o no ir. Un familiar puede enfermar, el auto puede averiarse, muchas razones, pero se tiene que esforzar por no faltar a la consulta con el terapeuta.

Es parte de ser respetuoso con el psicólogo, no pasa nada si se cambia, pero si se hace a tiempo, el no ir y ya, da una muy mala imagen.

Hay que aprovechar al máximo las sesiones para lo que más se necesita. Es habitual que se pueda sentir a gusto hablándose con el terapeuta; poco a poco y sin que el paciente lo note el terapeuta va llevando la conversación por el camino a un punto terapéutico, pero se tiene que ser colaborador con él, al final quien siempre decide en la consulta es el paciente, dependiendo de cómo hable y si aprovecha el tiempo o no.

Estar consciente de que los resultados se logran paso a paso

La terapia es un paso a paso, no se pueden esperar milagros en una sola sesión. Aunque la TCC es más rápida, no es un resultado inmediato.

Los milagros no existen en un consultorio de un psicólogo. Los terapeutas no tienen una vara mágica para sacar a los pacientes curados de inmediato. La terapia se construye poco a poco y tiene su ritmo de acuerdo al paciente y la condición que padezca.

Hay que evaluar en cada momento el punto de la terapia en la que se está, en caso de no ser así se le pregunta la psicólogo, quien responderá.

Hay que ser proactivo en la terapia, dado que el psicólogo no es capaz de adivinar lo que pasa por la cabeza de cada paciente, se le tiene que decir en detalle. Se le debe contar lo que se siente y si manda tareas hay que hacerlas, para que de este modo se vaya poniendo en práctica algún consejo y activi-dades que se irán colocando en el camino. Por eso la proactividad es importante y allí es donde radica el éxito de la terapia.

Reconocer la importancia de enfrentar nuestra forma de pensar y superarla

Los problemas vienen solo cuando no se está equilibrado con la vida, una vez que se entra en sintonía esto desaparece por completo. Esta es una fórmula que puede tomarse en cuenta, pautas a seguir, qué hacer y qué no hacer. Aunque es importante ser consciente de que esto es algo que no se puede contar, solo se puede vivir.

En el inconsciente se dan una serie de cambios en la mente que al final se derivan en cambios en el exterior.

¿Cuánta gente se propone metas o cambios y luego no terminan en nada?

Se quiere perder peso pero no hay motivación a correr, se hace ejercicio una semana, un mes o hasta dos, pero hasta ahí, ¿por qué? No hay motivación para salir a correr. ¿Cómo motivarse? No hay una respuesta para eso, solo es cambiar la mentalidad de manera consciente por medio de circunstancias que se deriven de ello.

Entonces, no se puede decir cómo cambiar, pero no hay que preocuparse, al contrario, hay formas de trabajar estas situaciones que pueden parecer complejas.

Lo primero es tener confianza en sí mismo, esto da tranquilidad. Esto es importante, es una motivación para avanzar cada día. Se debe ser consciente de que si en un momento determinado no se puede lograr un objetivo hay que aceptarlo, hacerlo con el corazón y dar gracias por ello. Hay que darse la oportunidad de aprender de las experiencias.

Dentro de los primeros pasos está aprender a reconocer y enfrentar las preocupaciones. Ver si se tienen o no objetivos, si se siente o no perdido, no hay que castigarse, ni darle vueltas ni pensar demasiado.

Cuando se pierde entre los pensamientos hay que detenerse de inmediato, saber que se siente esa emoción, tener paciencia y aprender a convivir con eso, con confianza de que la vida se puede presentar con altibajos y que hay que actuar cuando sea oportuno.

No hay que juzgarse, ni castigarse, cuando se haga hay que tomar conciencia de ello y eliminar los malos pensamientos. Hay que reconocerlos, calibrarlos y aceptarlos, trabajando en eliminar los pensamientos tóxicos.

Cuando se acepte y equilibre un poco más de manera espontánea y sin saberse la razón, se comienza a ir por el camino a eliminar los problemas.

Cumplir con cada tarea necesaria

Las tareas hay que hacerlas, esto es algo que debería tomarse como un gran deber cuando se está haciendo terapia. Hay gente que no ha vuelto nunca más al psicólogo porque temía que este se enfadara por no haber hecho los deberes.

El consejo es que se siga yendo al psicólogo, así en alguna de las sesiones no se haya cumplido con los deberes, el terapeuta no va a regañar como un maestro, solo va a sugerir que por el bien propio se tienen que hacer los deberes que tienen un objetivo específico, pero si por una vez no se hicieron no es recomendable tirar toda la terapia.

4

CARACTERÍSTICAS DE LA TERAPIA COGNITIVO CONDUCTUAL QUE DEBES TENER EN CUENTA

*S*us etapas: Evaluación, Tratamiento y Seguimiento

La TCC se centra en la cognición y el comportamiento humano, bien, ¿cómo funciona esto realmente? Según la terapia racional, el funcionamiento se puede dividir en tres partes: A, B, y C.

- A: es la situación o estímulo que proviene del mundo exterior con el que se involucra un individuo.
- B: Se trata de los pensamientos que presenta un individuo sobre la situación en A.
- C: Explica las consecuencias por el pensamiento. Son consecuencias que

incluyen tanto las respuestas emocionales y los sentimientos como las conductuales.

Según el modelo de TCC, las tres partes A, B y C están en constante retroalimentación. La Situación que es A, produce el pensamiento que es B y este pensamiento produce unos comportamientos y emociones determinadas que son C.

Al mismo tiempo, las emociones y los comportamientos retroalimentan el pensamiento y lo hace más fuerte.

Una manera de verlo más claro es mostrándolo con un ejemplo:

- A: Luego de años de relación la novia decide terminar con el novio y en una cita le dice que hasta ese día llegaron.
- B: El novio piensa que es un contratiempo importante, la vida ahora se ha complicado, llega la soledad y una serie de emociones de preocupación.
- C: Se siente disgusto, nerviosismo, decepción y se queda abatido.

En este caso, corta la relación es A, esto produjo los

pensamientos negativos, que son B, lo cuales causan una serie de emociones de abatimiento, tristeza y preocupación que son C.

A su vez, el estar con el abatimiento y disgusto rememorando lo sucedido (C), aumenta los pensamientos de preocupación (B) y al tener esa serie de pensamientos que aumentan cada vez más, se cambia la situación C que ahora sufre complicaciones.

Según los principios de la Terapia Cognitivo Conductual, el objetivo del tratamiento sería así:

Por un lado el pensamiento:

Cambiar los pensamientos actuales por unos más optimistas como por ejemplo: "mi novia me ha dejado, a lo mejor era lo más conveniente, la relación es de dos y si no había amor real pues mejor así, mejor ahora que cuando viviéramos juntos. Esta situación me da tiempo para encontrarme a mí mismo y disfrutar de algunas experiencias nuevas".

Las emociones y los comportamientos también se modifican, se está más motivado y con optimismo, se buscan nuevas experiencias y se está activo.

Por otro lado está el comportamiento:

Además de estar preocupado y abatido, si se logra cambiar la conducta a una más activa, a dedicarse tiempo a sí mismo, a salir con amigos que hace mucho no se ven, todo esto ayuda a superar la negatividad.

El dedicarse tiempo a sí mismo ayuda a reducir los pensamientos negativos y se tiene más capacidad para cambiar el estado de humor y hacer cosas que sean más beneficiosas para sí mismo.

Cuando se inicia la terapia se va a preguntar sobre los antecedentes y el estado actual, el terapeuta trabaja en conjunto con las áreas problemáticas y entre ambos fijan un método para trabajar.

El terapeuta identifica la manera en la que se piensa, el comportamiento, las emociones, los sentimientos y la manera en la que se generan.

Luego se va a administrar una serie de técnicas psicológicas para que se sea capaz de identificar por sí mismo la manera de pensar y comportarse y esto ayuda a que se tengan conocimientos y herramientas para mejorar donde se tengan más conflictos.

A lo mejor el terapeuta va a pedir que se realicen diarios o registros para examinar el funcionamiento fuera de la consulta, así como tareas para la casa.

Evaluación psicológica

En esta primera etapa se tiene como objetivo principal conocer al paciente en su globalidad, hay que indagar sobre su personalidad y las habilidades y destrezas, los problemas o dificultades que pueda tener.

Pero hay que ser cuidadoso, esta primera fase no es una evaluación simple donde el terapeuta proporciona unos test para que se vayan rellenando.

El objetivo es más que eso, el propósito es comenzar la relación profesional que va a acompañar al paciente por el resto de la intervención.

Esta es una fase donde probablemente lo más importante es que se forje una alianza terapéutica entre el profesional y el paciente, se recauda información acerca de este último y el problema psicológico subyacente y se acuerdan los objetivos terapéuticos.

Intervención terapéutica

La otra fase de la terapia es más larga, consiste en la intervención psicológica en sí misma. En esta parte es donde el terapeuta y el paciente ya han establecido una relación terapéutica que se basa en confianza y compromiso.

Aquí es cuando se empiezan a aplicar las técnicas psicológicas dirigidas a lograr los objetivos y los cambios que se han acordado previamente.

Seguimiento

Esta etapa se inicia cuando el paciente comienza a mostrar mejoras significativas y no requiere de la terapia para avanzar en los cambios.

La frecuencia de las sesiones va avanzando poco a poco y el objetivo es mantener las mejoras para evitar que haya recaídas.

La Terapia Cognitivo Conductual es un abordaje científico

Esto puede parecer raro, pero no todas las terapias que aplican los terapeutas tienen una base que sea científica.

La Terapia Cognitivo Conductual si es una terapia científica, lo cual no significa que sea infalible, sino que los procedimientos que son aplicados van más orientados a la neurociencia. Por eso es que las probabilidades de lograr los objetivos es más alta.

Un procedimiento validado científicamente no garantiza el éxito pero lo hace más probable. La investigación científica sobre la efectividad de los procedimientos ha dado como resultado las llamadas "Terapias de apoyo empírico" o "Guías de tratamientos psicológicos eficaces". Dicho de un modo simple, son listas que detallan las técnicas más efectivas para cada problema, por supuesto la TCC usa estas guías.

Es práctica y trabaja por objetivos

En la TCC se concentra en resolver los problemas actuales de la persona, los motivos que tiene y les da sufrimiento, en algunos casos son necesarios para entender el problema actual, el terapeuta hace preguntas sobre el pasado, pero el tratamiento se enfoca a resolver lo de hoy.

Los diálogos entre el paciente y el terapeuta se guían en base a los objetivos, no es solo una charla espontánea y sin dirección, sino que se orienta por los motivos que al paciente lo llevaron a hacerse el tratamiento.

Por otro lado, no solo se habla, se enseña al paciente un conjunto de ejercicios que lo ayudarán a resolver los problemas.

El psicólogo interviene activamente

El terapeuta cognitivo conductual es alguien activo

es alguien activo. Esto quiere decir que está hablando, preguntando, sugiriendo, explicando. Parte de la idea de que el paciente busca ayuda para problemas que traen sufrimiento y no ha podido resolverlos por sus medios. El terapeuta cognitivo conductual posee conocimientos científicos sobre lo que debe hacer para aliviar los padecimientos.

Por esto es que el terapeuta no se mantiene callado, con actitud de misterio, no es distante o desconocido, al contrario fomenta el vínculo humano de confianza y afecto dentro de los límites de la relación terapéutica.

La Terapia Cognitivo Conductual es una intervención de duración corta

La TCC tiene un final, excepto en los casos de patologías crónicas. La duración siempre depende de los factores de cada paciente. Pero principalmente tiene dos factores: el primero es el diagnostico, pues hay problemas que tienen solución rápida y sencilla; el segundo es el compromiso del paciente, pues en la TCC se acostumbra a dar a los pacientes tareas y ejercicios que debe hacer, entre más entrega tenga el paciente más rápido va a mejorar y conseguir los objetivos.

No se tienen terapias de años de duración, excepto en los casos graves o crónicos, es raro que un tratamiento psicológico se extienda mucho más de un año, y casi siempre dura menos de dos.

Es un tipo de tratamiento de amplio espectro de aplicación

La TCC es un enfoque de tratamiento que se aplica a distintos problemas y ámbitos. En la clínica, en el consultorio, no se usa solo para los problemas puntuales como las fobias o las depresiones sino que es algo efectivo para el tratamiento de crisis vitales, problemas de familia y pareja y malestares emocionales inespecíficos.

La TCC se aplica a ámbitos diversos en el consultorio, como el escolar o el laboral.

En resumen, la Terapia Cognitivo Conductual es una forma de tratamiento psicológico de orientación práctica basada en el conocimiento científico y con un espectro amplio de aplicación.

El objetivo principal es el de aliviar el sufrimiento humano haciendo uso de procedimientos validados por la ciencia.

5

PASOS QUE SE DAN DURANTE LA TERAPIA COGNITIVO CONDUCTUAL

*I*dentificar cosas en su vida que lo molestan

Cuando se pasa por emociones negativas se tiende a pensar que son culpables los demás y no uno mismo. La otra persona es la que ha causado enfado, la que ha provocado la tristeza, la que ha generado ansiedad. Esto genera resentimiento contra el otro, elimina las opciones de actuación ya que se está a merced de lo que el otro dice.

Hay mejores perspectivas para con las emociones negativas. Lo que se siente no es culpa del otro, es responsabilidad de cada uno. Hay que sacar un estado emocional que ayude a que se sienta mejor y ayude a crecer personalmente.

Este enfoque permite que se pueda comprender el sentimiento incomodo que se genera debido a que existen partes de cada uno que necesitan ser trabajadas, nadie hace mal, cada uno se lo hace, por lo tanto esas situaciones se pueden cambiar.

Hay algo que se llama la ley del espejo, constituye una fuente valiosa de autoconocimiento, además es una herramienta increíble para el desarrollo personal. Esto afirma que el modo en el que se percibe la realidad solo se refleja en nuestro propio mundo interno, por lo tanto no hay culpables ni generadores externos de emociones negativas.

Cada uno de nosotros somos responsables de nuestros estados emocionales. Así se tiene la capacidad para modificar la percepción de la realidad y los pensamientos para realizar un trabajo interior.

Si se adopta este enfoque en la vida se pone una posición de control sobre las propias emociones. Se puede entender de dónde surgen, qué quieren decir, y cómo se debe proceder.

Desde esta perspectiva no se necesitan culpables externos, porque cada uno se hace responsable de sus emociones.

Las emociones negativas aunque son desagradables

constituyen una ayuda para el autoconocimiento y el trabajo interior.

¿Qué te molesta?

Hay situaciones o comportamientos de otras personas que pudieran ser mejores, pero las cosas no son siempre como se gustaría que fueran y eso puede causar molestia.

Estos son algunos ejemplos que pueden causar incomodidad:

- Hay mucha gente en un lugar, en el autobús o subterráneo, en un concierto...
- Poca gente en un restaurant, discoteca o bar...
- Por qué la gente no mira por dónde va y por qué no se da cuenta que está bloqueando el paso.
- Esa persona tiene una voz estridente, ese grupo de personas habla muy alto, esa persona habla muy bajito.
- La comida está muy hecha, está medio cruda, salada, desabrida...
- El mesonero es lento, el dependiente no me atiende.
- Ese compañero de trabajo solo pierde el

tiempo, me interrumpe siempre, tarda mucho haciendo una tarea tan fácil, no cumple plazos, ese hombre es entrometido, cree saberlo todo, no está pendiente de sus cosas.

- La pareja o los hijos dejan la tapa de la crema dental abierta, las cosas las dejan tiradas por doquier, no ayudan en nada…
- Los padres o la pareja solo critican, no están contentos con nada…

¿Por qué se está realmente molesto?

Hay que preguntarse por qué se está realmente molesto, seguramente se descubre que esa serie de estrés es por diversas cosas o hay descontento con algún aspecto de la vida.

A lo mejor las cosas en el trabajo o la relación amorosa van mal; a lo mejor los hijos son una gran preocupación ahora mismo; se siente que falta tiempo para todo o que se llega tarde a un sitio. Son tantas cosas.

Hay cosas que molestan porque chocan con los valores y las creencias, si se valora mucho la puntualidad se puede perder la compostura porque otro llegó tarde.

Alguien se acerca demasiado en una fila y no es del agrado que nos invadan y eso puede causar molestia.

Hay muchos ejemplos para esto, creo que la ilustración quedó clara, cada una influye en las situaciones que puede causar molestias.

Hacerse consciente de sus pensamientos y sentimientos acerca de ellas

Se puede tener la capacidad de ponerle una parada a los pensamientos negativos. Todo pensamiento negativo lleva al dolor y a revivir algo del pasado que no se tiene, o algo del futuro que se quiere alcanzar. Porque el pasado y el futuro son ilusiones.

Vivir de la nostalgia por lo que fue o la desazón por lo que vendrá, la lucha por tener o vivir algo lejano en el tiempo.

El presente es lo único existente, lo realmente verdadero, la vida que hay ahora.

Lograr el pensamiento consciente

La fórmula es sencilla, solo requiere de un gran nivel de presencia, cada que la mente se vaya al pasado o al futuro, hay que traerla amablemente al presente.

Ya sea que se dé cuenta de la temperatura ambiente,

el olor, el color de las cosas, lo que rodea, las acciones y lo que se está realizando. La manera en la que se está respirando, el ritmo del corazón latiendo, la música o los sonidos que se están escuchando.

No hay que tenerle miedo a los pensamientos, solo hay que abrir la mente a lo que se es sin artimañas y sin caer en la trampa. Se gana cada vez que se sea consciente de los pensamientos y se logre la atención al presente.

La victoria no consiste en no pensar sino en hacer que los pensamientos no duelan, el estar enfocado en el tiempo irreal del pasado y del futuro, ahora se tiene todo lo que se necesita.

Cada experiencia de la situación de vida actual trae crecimiento y la bondad de lo nuevo. No hay que aferrarse al pasado con su carga de condicionamiento. No hay que vivir para el futuro que será incierto siempre. El mejor momento es ahora.

Si se toca una olla caliente de inmediato se quita ese contacto porque quema. La mano y el ser lo rechazan fuertemente, no se soporta esa quemada inútil. Igual se puede hacer con todo lo que cause dolor psicológico, eso se logra viviendo el momento actual y con consciencia de todo lo que rodea, todo el ser y toda la energía palpitante dentro de cada uno.

Hay que enfocar el pensamiento en el segundo que se vive, se tiene que ser dueño de la mente, llenarla de pensamientos conscientes que atraerán la felicidad del existir, es un regalo preciado que no se sabe valorar ni disfrutar a plenitud, porque no se deja arrastrar por la inconsciencia.

El pensamiento es la reacción que tiene la mente a la experiencia acumulada vivida, se puede enseñar a la mente que hay otro camino, millones de opciones que no se piensan porque no está centrado en ello.

La mente centrada es capaz de reconocerse y trascender, experimentando lo desconocido que se encuentra en lo que no se ha vivido y que por lo tanto está fuera del campo de pensamiento que es la memoria, es el trasfondo del conocimiento que es continuidad y proyección de sí mismo.

Hay que frenar el sufrimiento, la irrealidad, el pensar en el ayer y en el mañana, eso resta plenitud. Lograrlo es alcanzar el pensamiento consciente, es aprender a vivir el ahora, siendo consciente de lo que se hace.

Un ejercicio rápido para continuar con la TCC: cada

mañana al levantarse se debe tener consciencia de qué pie se pone en el piso primero, es fácil solo se trata de recordarlo. Luego se deja un comentario de la experiencia.

Reconocer el pensamiento negativo o incorrecto

Tras la mayoría de sensaciones de malestar hay uno o varios pensamientos negativos que no se percatan fácilmente a menos que se ponga la mente en ello. Para poderlos identificar primero se tiene que saber qué características principales cumplen:

Son mensajes específicos

Los pensamientos negativos son específicos y recurrentes, se identifican facilmente en el discurso interior. Son mensajes que parecen taquigrafiados, compuestos por frases cortas que aparecen en la mente constantemente, como recuerdos, suposiciones, o reproches. Son como los "si hubiera hecho tal cosa, no me habría pasado aquello".

Está también la creación ficticia de un suceso que dice "siempre hago mal esto y en el futuro se repetirá lo mismo".

O las exigencias de culpas "Tendría que haber hecho aquello, debería hacer...".

Los mensajes son creíbles

Surgen de manera automática, entran en la mente sin que se haya hecho un juicio previo de una situación. Pese a lo sólido de los argumentos se perciben como verdades absolutas, como ideas que se van reflexionando desde hace mucho y ahí es donde hay peligro, se dan por ciertos los pensamientos.

Los pensamientos negativos desde fuera se ven hasta ridículos, pero la persona que los padece los considera reales y creíbles, esto es porque no los analiza. Por eso es importante compartirlo con otras personas, un terapeuta por ejemplo.

Cuando se empiezan a analizar con lógica se consigue que se está exagerando.

Son mensajes irreflexivos

Para poder mantener a raya estos pensamientos negativos y acabarlos si es posible, se debe tener muy en cuenta a la voz interior que ofrece un punto de vista. Los pensamientos negativos responden a la automatización previa del juicio emitido pero que parece muy lógico.

Cuando se logran identificar los pensamientos para

analizarlos en frío, se logra ver lo ridículos que son y se pueden en muchas ocasiones neutralizar.

Estos son algunos de los tipos de pensamiento negativo:

- Pensar sólo en blanco y negro
- Leer la mente de otras personas
- Adivinar el futuro
- Generalizar
- Minimizar las cosas positivas
- Dramatizar
- Tener expectativas poco realistas
- Insultar, a nosotros mismos y al resto
- Autoculparse
- Ser catastrofista

Reformular ese pensamiento en una visión más positiva

Es importante tener pensamientos positivos. Jorge Bucay tiene un relato llamado La alegoría del carruaje:

Cuenta que había una vez un joven que recibió un regalo, este regalo estaba parado en el frente de su casa, era un hermoso carruaje. Feliz se sentó dentro del carruaje y vio que tenía un acabado perfecto y parecía hecho a su medida.

Pero al rato comenzó a aburrirse, miraba por la ventana y el paisaje era el mismo, al rato pasa un vecino y le dice "pero si te faltan los caballos".

El joven quería disfrutar de otros paisajes, así que compró los caballos, se metió al carruaje y con un ¡Eaaahhh! Sus animales echaron a andar.

Al principio todo fue maravilloso, el carruaje y su movimiento le emocionaba y comenzó a ver lindos paisajes. Todo iba bien hasta que le empezó a entrar mucho miedo, los caballos estaban yendo por sitios peligrosos, las veredas y la trepidación le atormentaban.

Claro, hay que tener en cuenta que los caballos iban a la buena de Dios mientras el joven iba dentro del carruaje. Ellos no eran controlados. El joven rato después notó una rajadura en el carruaje y vio a un vecino y este le comentó.

¿Acaso no sabes que necesitas un cochero?

Entonces vio que ahora todo tenía sentido, contrató a un cochero y ahora si disfrutaba del viaje.

El carruaje es el símbolo de la vida, el carruaje es el cuerpo, el vehículo donde se encaja. Los caballos son los deseos, los afectos, las necesidades e impulsos. Pero sin el cochero pues todo va a mal y se puede terminar volcando en una ladera escarpada.

El cochero es el cerebro y la mente, ellos dirigen la vida y deben entrenarse para controlar los caballos y el camino.

Ahora se puede ir un poco más allá. Cuando se piensa de forma negativa se deja que los pensamientos sucedan uno tras otro sin control, es como si no se tuviera a un cochero arriba o este fuera muy malo. Es irse por caminos peligrosos con trepidación y poniendo en riesgo al carruaje.

Cuando se alimentan los pensamientos positivos es cuando se está disfrutando del viaje, se le está dando otra dirección al carruaje, se dirige por los senderos que se desean y se confía en el proceso de ese carruaje.

Se puede tener un cochero regular, se puede tener un buen cochero o se puede tener a uno al que le dé igual todo, también se puede escoger a uno con ilusiones y deseos de ir por el mejor camino. El cochero eres tú.

Cada quien puede escoger a su cochero, buscar

cómo guiarse, qué pensamientos positivos generar y el lugar al que se quiere ir.

Tener pensamientos positivos es una decisión, como el joven que decidió tomar el cochero. Se trata de cuidarse a sí mismo, cuidar el carruaje, buscar ir por caminos más satisfactorios de paisajes hermosos.

¿Y si los senderos son feos?

Pues lo que queda es el aprendizaje. Las experiencias más duras son las que enseñan y hacen que se sea mejor persona, con más sabiduría y fuerte y se es más compasivo con los demás.

Cuando se pasa mal se puede comprender mejor al otro e incluso se le pude ayudar en el proceso. Este es uno de los grandes aprendizajes de los senderos menos satisfactorios, cada uno le da una interpretación como prefiera.

En ocasiones puede ser una llamada de atención o una manera de sentir más amor, los senderos desagradables ayudan a que se hagan introspecciones y preguntas, buscando sacar lo positivo de las situaciones.

Siempre es la decisión de cada uno cómo querer vivir.

6

¿PARA QUIÉN ES LA TERAPIA COGNITIVO CONDUCTUAL?

*E*stos son los trastornos más frecuentes que se tratan con la TCC:

Trastornos de ansiedad

Actualmente los problemas de ansiedad afectan a muchas personas y es uno de los motivos que más se consultan en terapia.

Debido a la crisis económica los trastornos aumentaron notablemente, se espera que en un futuro próximo sea una de las primeras causas de discapacidad en el mundo.

La terapia psicológica ha demostrado ser la mejor herramienta para tratar la ansiedad y la TCC es mucho mejor que recurrir a fármacos para tratar esta condición. Además, a diferencia del tratamiento farmacológico no tiene riesgos para la salud ni presenta efectos secundarios adversos.

Depresión

Hay muchos procesos que buscan tratar la depresión, lo que es una fortuna, porque se puede tratar de diversas maneras. Dentro de las más conocidas se encuentra la Teoría cognitiva de Beck.

Esta es una teoría que considera que los elementos que tienen mayor importancia en la depresión son los cognitivos, según esta teoría, el problema principal de los sujetos deprimidos es la distorsión cognitiva a la hora de interpretar los fenómenos de la realidad.

Se centra la atención en esquemas de conocimiento concordantes con las cogniciones. Debido a estas distorsiones y esquemas se poseen pensamientos negativos sobre el yo, el futuro y el mundo.

Trastornos alimentarios

Los trastornos alimentarios son afecciones que representan mucha gravedad en la salud mental, provoca problemas serios sobre la manera en la que se piensa sobre la comida y la conducta alimenticia.

Se come menos o más. Allí empieza el problema.

Los trastornos alimenticios son afecciones médicas, no son un estilo de vida, afectan la capacidad del cuerpo para lograr una nutrición adecuada, esto provoca problemas de salud como enfermedades cardiacas y renales, incluso la muerte. Sin embargo hay tratamientos que pueden ayudar como la TCC.

Tipos de trastornos alimenticios

Estos son los trastornos alimenticios más comunes:

Atracones de comida:

Esto quiere decir, comer sin control. Son personas que siguen comiendo incluso luego de haberse llenado. Incluso comen hasta sentirse incomodos.

Por lo general sienten culpa luego de hacerlo, les da angustia y vergüenza. Darse atracones constantes causa sobrepeso. Este es de los trastornos más comunes en Estados Unidos.

Bulimia nerviosa:

Las personas con bulimia se dan atracones de comida por periodos, pero luego se purgan provocándose vómitos o usando laxantes.

Pueden hacer ejercicio en exceso o ayunar por largos

periodos. Las personas con bulimia pueden tener poco peso, peso normal o sobrepeso.

Anorexia nerviosa:

Las personas que tienen anorexia nerviosa evitan los alimentos, restringen la comida o comen cantidades pequeñísimas. Se ven a sí mismas como obesas aunque estén peligrosamente flacas. La anorexia nerviosa es el menos común de los tres trastornos alimenticios, pero a menudo es el más grave, tiene la tasa de mortalidad más alta de cualquier trastorno mental.

Trastornos bipolares

La bipolaridad es un cuadro que afecta entre el 2 y el 5% de la población del mundo. Los valores finales dependen de cómo se definan, cuando se usan criterios estrictos entonces la cantidad se reduce.

La tendencia más común en el mundo actual es considerar un espectro bipolar, en un extremo aparecen algunas cosas definidas con las características más distintivas del trastorno mientras que en el otro extremo están los casos con sintomatología más inespecífica. Considerando el espectro completo hasta un 6% de la población mundial puede tener desorden bipolar.

La TCC es una de las herramientas para tratar el trastorno bipolar por medio de una serie de técnicas donde el paciente y el terapeuta trabajan para poder llegar a una conclusión y una solución.

Trastorno obsesivo-compulsivo (OCD, por sus siglas en inglés)

El Trastorno Cognitivo Conductual del trastorno obsesivo compulsivo es sencillo de enunciar, es la exposición al estímulo con prevención de respuesta.

Sin embargo su aplicación es una de las más difíciles a la que se tiene que enfrentar el psicólogo cognitivo conductual, aparece cuando una persona tiene obsesiones sin compulsiones que parezcan evidentes.

Un ejemplo para que se pueda tener una visión más clara de este trastorno: un paciente tiene un pensamiento obsesivo de que iba a tirar a su hija por la ventana de su edificio, vive en el piso 18. Es un pensamiento irracional, ama a su hija y sabe que no lo va a hacer nunca. Pero el pensamiento viene a su cabeza sin poder hacer nada para evitarlo. Este tipo de casos tiene como ingrediente el miedo a perder el control y de verdad lanzar a su hija por la ventana y esto le da mucha ansiedad. Es un miedo sin sentido.

El paciente una y otra vez tiene ese pensamiento, y

por más irracional que sea siempre está en su mente y no se lo puede sacar.

El tratamiento consiste en mantener el pensamiento de manera repetitiva hasta que su presencia no dé ansiedad. Se ha comprobado que la exposición continua a un estímulo temido en este caso el pensamiento, reduce y elimina el miedo que produce.

Se cambia de esta manera la función del pensamiento. Antes daba ansiedad ahora ya no. No es que el pensamiento desaparece, solo que se vive como lo es, una gran tontería.

Trastornos del sueño

Los trastornos del sueño pueden ser variados, ya sea que resulte difícil conciliar el sueño o se duerma demasiado. La terapia cognitivo conductual para el insomnio a veces llamada TCC-I es un tratamiento para tratar los problemas del sueño crónicos y generalmente se recomienda como primer procedimiento.

La TCC es un programa estructurado que ayuda a identificar y reemplazar los pensamientos y conductas que provocan o empeoran los hábitos de sueño. Fomentando una mejor condición de sueño más profundo.

A diferencia de las pastillas para dormir, la TCC-I ayuda a que se puedan superar las causas de fondo de los problemas de sueño.

Para identificar mejor el insomnio, el terapeuta del sueño podría indicar que se lleve un diario detallado del dormir por un par de semanas.

TDAH

Hay evidencia de que la TCC puede ayudar a las personas con TDAH. Las reducciones en los síntomas centrales fueron consistentes en las distintas comparaciones que se han hecho.

La TCC puede mejorar los trastornos secundarios comunes en los adultos don TDAH, como la depresión y la ansiedad, con este tipo de tratamiento se puede enfrentar satisfactoriamente el trastorno de déficit de atención e hiperactividad.

TÉCNICAS DE LA TERAPIA COGNITIVO CONDUCTUAL MÁS UTILIZADAS

Técnicas de exposición

Estos son un tipo de técnicas empleadas especialmente en los casos de fobias y trastornos de ansiedad y control de los impulsos.

Se basa en confrontar al paciente al estímulo temido o generador de ansiedad hasta que esta se reduzca, de manera que pueda aprender a gestionar la conducta ante él a su vez que a nivel cognitivo reestructura los procesos de pensamiento que le causan malestar ante ese estímulo o situación.

En general se procede a hacer entre paciente y psicólogo una jerarquía de estímulos que dan temor, de tal manera que se pueda ir poco a poco acercando y exponiendo a ellos paulatinamente. La velocidad de aproximación puede variar inmensamente según cada paciente que se sienta más o menos capaz de hacerle frente a ese miedo.

Las técnicas de exposición pueden aplicar de manera diversa, tanto en vivo como en la imaginación, incluso es posible que se aprovechen las posibilidades tecnológicas para aplicar la exposición a través de la realidad virtual.

Desensibilización sistemática

El procedimiento que se aplica en la desensibilización sistemática es parecido al de la exposición, ya que en él se establece una jerarquía de estímulos ansiógenos, a los que la persona se expone.

Se diferencia de las otras técnicas en el hecho de que con antelación se ha entrenado al paciente en la realización de las respuestas que no combinan con su ansiedad.

Se reduce la ansiedad y evitan situaciones y estímulos por medio de conductas que previenen su aparición, con el tiempo provoca que sea algo permanente.

Esta técnica tiene variantes en los escenarios de las emociones. Aplicada especialmente a niños y se usa en un contexto agradable que poco a poco introduce estímulos.

La imaginación emotiva usa imágenes mentales positivas que evitan la aparición de la ansiedad o desestabilizarse por contacto. En estos casos el terapeuta ejerce de modelo para enseñar cómo actuar.

Reestructuración cognitiva

Esta es una técnica básica en el tratamiento de gran cantidad de trastornos, forma parte prácticamente de todas las técnicas cognitivo conductuales. Se basa en la modificación de los esquemas de pensamiento del paciente por medio de distintos métodos, identifica los propios patrones de pensamiento y su afluencia sobre la vida del paciente, genera junto a este alternativas cognitivas que se adaptan y son funcionales.

De esta manera se modifican las creencias, actitudes y puntos de vista, todo ello con el objetivo de hacer que la persona interprete las cosas de otra manera, que se plantee objetivos y expectativas por el otro.

Son expectativas que cuentan con el poder de hacer que aparezcan nuevos hábitos y que desaparezcan las rutinas que son poco útiles o causan malestares.

Así se propicia la propia persona para que se involucre en contextos y tareas que tengan potencial terapéutico y elimine el viejo sistema de creencias que lo ata al estilo de vida actual.

Técnicas de modelado

Este es un modelo con un tipo de técnica en la que el individuo realiza una conducta o interactúa en una situación con el objetivo de que el paciente observe y aprenda una manera de actuar concreta y que tenga la capacidad de imitarlo.

Se busca que el observador cambie su conducta o pensamiento y le dé herramientas para enfrentar las situaciones.

Hay variantes según el observador donde deba o no replicar la conducta, con un modelo dominante desde el inicio, para que la conducta que se quiere o se asemeje a los recursos del paciente, ayuden a lograr las metas.

También se ve el número de personas que actúan como modelo o si el modelado se hace en vivo a través de otro medio como la imaginación o la tecnología.

Inoculación de estrés

Esta técnica está basada en la preparación del sujeto de cara a hacerle frente a posibles situaciones de estrés.

El plan es que se ayude al paciente a entender de qué manera se puede ayudar para que entienda la manera en la que le afecta el estrés y cómo puede hacerle frente, para luego enseñarle diversas técnicas cognitivas y conductuales y al final hacer que las practique en situaciones controladas que permitan la generalización de la vida cotidiana.

El objetivo es que la persona tenga la costumbre de afrontar las situaciones de estrés de manera racional, sin que quede bloqueada por sus emociones.

De esta manera la inoculación del estrés es una especie de práctica que modifica las predisposiciones de reacciones ante situaciones que causen estrés.

Esto permite que se adopte un patrón de comportamiento adecuado y que no se caiga en la profecía autocumplida por la privación del estrés.

Entrenamiento en autoinstrucciones

Este fue creado por Meichembaum, el entrenamiento se basa en autoinstrucciones y estas tienen un efecto en la conducta.

Son instrucciones que guían la propia conducta e indica qué y cómo va a hacer algo. Tienen muchas expectativas por los resultados o su eficacia.

Problemas como la baja autoestima, o la percepción de la autoeficacia pueden causar que la conducta se afecte y no se realice con éxito o se evite.

Con esta técnica se pretende ayudar al individuo para que sea capaz de generar verbalizaciones internas correctas, realistas y que permitan llevar a cabo las acciones que quiere realizar.

El proceso sucede porque en primer lugar el terapeuta hace un modulado de la acción indicando los pasos en voz alta. Luego el paciente lleva a cabo esta acción a partir de instrucciones que recita el terapeuta.

Luego va a proceder a que sea el mismo paciente el que se instruya en voz alta para luego repetir el proceso y al final expresarse mediante el habla subvocal interiorizada.

Es una técnica que se puede emplear por sí misma, es frecuente que se incorpore como parte de otras terapias que se dedican a tratar diversos trastornos como la ansiedad o la depresión.

Entrenamiento en resolución de problemas

El entrenamiento en la resolución de problemas es un tipo de tratamiento cognitivo conductual por donde se pretende ayudar a los sujetos a hacer frente a determinadas situaciones que por sí mismos no pueden solucionar.

Es un tipo de técnica que trabaja aspectos como la orientación hacia el problema en cuestión, la formulación del problema, genera posibles alternativas para darle solución.

Tomar decisiones al respecto es el paso más apropiado, así como verificar los resultados. En resumen trata de saber enfocar las situaciones complicadas del modo más constructivo posible procurando no dejarse llevar por los miedos y la ansiedad.

Técnicas operantes para la modificación de conductas

El origen conductista forma parte del repertorio de TCC. Por medio de este tipo de técnicas se trata de provocar un cambio de la conducta por medio de los estímulos.

Esto atrae la motivación y contribuye a aprender nuevas conductas y a reducirlas por medio de la aplicación de refuerzos o castigos.

Dentro de las técnicas, se encuentra el moldeamiento y el encadenamiento para potenciar las conductas adaptativas, el reforzamiento diferencial para eliminar conductas o poner otras y la saciación, la sobrecorrección como opción para eliminar o arreglar conductas.

Técnicas de autocontrol

La habilidad de autogestión es un elemento clave que permite adaptarse al medio que nos rodea. Mantiene la conducta y los pensamientos estables a pesar de las circunstancias y se es capaz de hacer modificaciones cuando corresponde.

Hay personas que tienen problemas para adecuar su conducta, la manera de pensar la realidad de una forma adaptativa o sus expectativas, con esto se pueden producir una serie de trastornos.

Entonces la técnica de autocontrol es usada para facilitar el aprendizaje de patrones de conductas donde la impulsividad se ve aplacada por las consideraciones de consecuencias que pueden suceder más adelante.

Hacer un entrenamiento que fortalezca las habilidades de autocontrol se puede lograr con la terapia de autocontrol de Rehm, sirve para controlar problemas de variada índole como los que se dan en los procesos de depresión y ansiedad.

Técnicas de relajación y de respiración

Activar la parte física y psíquica es un elemento clave a la hora de explicar los problemas como el estrés y la ansiedad.

El sufrimiento que se produce por la presencia de problemas y conflictos puede ser reducida por las técnicas de relajación, aprendiendo a partir de ellas a manejar las sensaciones del cuerpo de manera que se puede ayudar a tratar la mente.

Dentro de esta se puede conseguir la relajación progresiva de Jacobson, el entrenamiento autógeno de Schultz o las técnicas de respiración.

CONCLUSIÓN

Las técnicas cognitivo conductuales han demostrado ser altamente eficaces en el tratamiento de diversos problemas psíquicos.

Es posible modificar las conductas de un paciente y lograr la adquisición de hábitos de vida y comportamientos más adaptados, se trabaja y modifica la base cognitiva que lleva a comportamientos originales.

Con estas técnicas se estimula la mente y la conducta, produciendo una mejoría clara en múltiples casos.

La alta eficacia es tal que actualmente es considerada la terapia de elección para la mayoría de trastornos de la mente.

Otra de las grandes ventajas de la TCC es su adscripción al método científico, haciéndola una de las terapias, con técnicas y tratamientos cognitivo conductuales más utilizadas actualmente.

www.ingramcontent.com/pod-product-compliance
Lightning Source LLC
Chambersburg PA
CBHW031848200326
41597CB00012B/313